不就是看个病吗

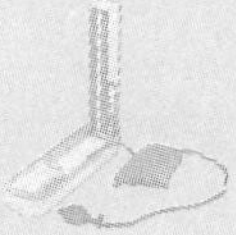

赵雅楠 著

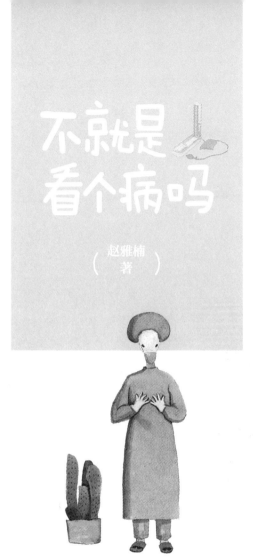

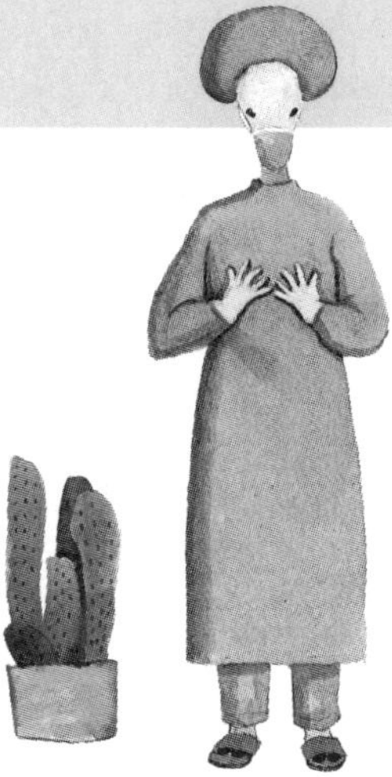

北京联合出版公司
Beijing United Publishing Co.,Ltd.

聪明的病人

— 1 —

从我有记忆开始，老妈就一直被呼吸问题所困扰，当时家里唯一当中医的爷爷已然离世，留下的方子也没有人能看得懂，全家人对老妈的病毫无办法，也没有一个人有这个意识——要对疾病查个水落石出。在长辈们的意识里，气喘是因为感冒了，让退休的付大夫开点药，吃吃就好，别老去医院，药吃多了对身体不好，能扛则扛。

于是，老妈想各种法儿跟自己较劲，就这么一直将就着……

气喘轻的时候，上楼就多歇几次缓缓；烈日炎炎的夏天，连一个常温的水果都不敢吃，所有的东西，都要用热水泡过。二十年间，老妈没有吃过一个常温的水果。

自打我懂事开始，我就特别不喜欢冬天，因为每年冬天，老妈的气短总是进行性加重，冬天给我的印象就是三个枕头外加凌晨四点。

因为气短，老妈需要垫三个枕头半卧位睡觉，将就着睡了三个小时，到凌晨四点还是会憋醒，必须去客厅端坐位呼吸。气憋急的时候，就四五种药片一齐吞下，然后浑身出大汗，烦躁，满肺的哮鸣音……

每每这时，我总是恳求老妈去大医院查一查究竟是什么病。

老妈却格外烦躁，一句话也不说，说也只是蹦单字儿，其余的力气全用来喘气了。

那时的我，觉得老妈特别特别固执，爱逞强，什么都自己扛，不听劝告，所以，我对老妈是既爱又恨，还会时不时地乱想，自己吓自己。

直到初二的一个中午，我像往常一样回家吃午饭，谁知家里一个人也没有，合上门才发现门上贴着一张大姨写的纸条：楠楠，你妈现在在医院，不用担心，没什么大碍，中午来我家吃饭。

我当时只觉得心里咯噔一下，顾不上去大姨家吃饭，自作主张先去找了付大夫，透过门缝，能虚晃着看到老妈正在吸氧和输液。在我心里，吸氧都是重病号临危的抢救措施，一种大难临头的感觉涌上心头……

付大夫一见我，就开始抱怨：你妈妈太固执了，都全身青紫重度缺氧了，还坚持不吸氧，只让我开药。我看了看虚弱的老妈，真是又爱又恨又无奈。

从那天起，我就知道，光用言辞劝老妈是没用的，我要想办法证明自己的观点是对的。但是，对于一个仍在学校学习的中学生来说，证明自己是对的很难。

真正的转折发生在学医之后……

2

儿时的梦想加上多病的老妈，让我很坚定地选择了学医这条道路，纵使曲折也走得饶有兴致。

我喜欢学医，因为它让我不再惊慌；我喜欢学医，因为它让我减少了误解。儿时老妈对我的烦躁，其实是哮喘发作时重要的体征；儿时觉得“天啊，她居然吸氧”，也只是影视剧看多了而已，吸氧其实是呼吸疾病治疗的常规手段，并不一定代表大难临头。

然而，学医带给我更重要的是观念上的转变。

小时候家里人总在抱怨：在大医院看病多么多么麻烦，挂号多么多么困难，医院空气多么不好，做了很多的检查，多花了很多的钱，还要赶着大夫上班的点儿反复去医院，一个病能看上一个星期，实在浪费时间，所以，他们的结论就是除非拖成大病，否则就在社区医院看或者自己买药吃。

后来，我仔细想了想，他们眼中的“不好”大多跟病本身无关，而是跟他们自己的就医感受有关，他们衡量的标准不是看病的效果而是看病的“麻烦程度”，他们会因麻烦而中途放弃，观念上的“没必要”让他们错失了很多治愈良机。

老妈的经历就是一个教训，从哮喘硬是拖成了重度的慢阻肺，哮喘可逆，慢阻肺气管的损伤是不可逆的。

我也能理解家人口中的抱怨，也对此给了一些自己的建议，其实聪明的病人可以这样做：

病要扛——有些病可以扛，有些病不能扛，学会区分疾病很重要；

抢号难——弄清楚挂号的途径和放号时间，可以更快捷；

挂不准号——是因为不会对症入科，缺乏必备的常识，没有目标；

看病难——看病也是有窍门的，准备工作没做好，看病就会打折扣；

医生三言两语打发——说话简洁是医生的共性，我们要能听懂、会提问；

化验单很复杂——复杂的化验单里有结论，基础的化验单里有很多一说就懂的小常识，稍作理解就能明白；

恐惧——恐惧来源于未知，对求医问药多了解一点，恐惧就会减少一点；

……

— 3 —

中学时代想要证明的一切，在学医之后结了果。

我对就医的坚持，将老妈的疾病治疗带向了正确方向，困扰她二十年的呼吸困难，也随着近乎一年的积极就诊而销声匿迹了。

因为老妈的缘故，我的身份常常在“医生和患者”之间切换：医院教会我的，是职责和使命；急诊医生和导师教会我的，是医生的专业度和情怀。在医院里，我常常站在医生的角度去思考问题；出了医院，老妈又将我带回了现实。跟随老妈奔波看病，在求医的过程中，我也以一个患者的身份在处理着各种现实问题：起早贪黑抢不到号，犹豫要挂谁的号，就诊资料没带全，被误诊，听信祖传秘方，住院该不该送红包……

困难只会比家人说的更多，但最终效果却远超家人的想象。

对此，我也更加坚定自己的信念：“麻烦”是可以通过优化就医步骤来避免的，好的疗效也是可以通过积极有效的沟通和思考来促成的，我们都不要被观念上的困难定格，一味地嫌麻烦有可能到最后更麻烦，在求医问药这件事儿上，方向对了，路就顺了。

我以多年陪老妈看病和在火箭军总医院的临床工作经历为蓝本写下此书，以一个双重身份频繁切换的“小我”，来叙说医患之间“看病那点事儿”的“大我”。愿能帮助千千万万“看病难”的患者，让大家的就医过程更加顺利。

看病本没有想象中的复杂，我们需要的只是一些信息和知识，一些正确的观念和心态。

感谢我生命中命运多“喘”的老妈，我敬爱的老师、家人以及朋友。

目录

contents

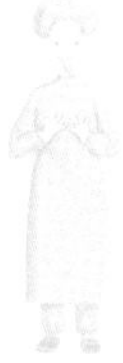

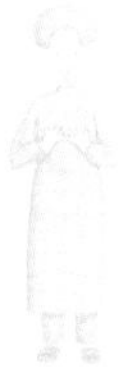

预检

哪儿疼挂哪科，再也不用担心挂不准号了

挂号这门技术活儿，抓早动快，精准定位，缺一不可

大部分人一进医院，基本上两眼一抹黑，既听不懂导医台护士的忠告，也找不到要去做检查的科室。就说这最关键的第一步，身体哪块儿病了，在情急之下都描述不清。

当然，这急坏的可不只是患者，还有我们医院的玲姐。

玲姐是我们医院有名的美小护，集高智商与高情商于一体，说话、办事特别利索，一秒钟蹦两三个字是她的工作常态，常年镇守在导医台这个患者必争的“风水宝地”，从早上六点半就要三头六臂，开始眼比手快、手比脑子快地交通指挥，分流患者，答疑解惑。

遇到头疼脑热的，直接左手一指“往左出医院，直走 20 米去发热门诊”；遇到外伤骨折的，直接右手一指“直走 5 米去急诊”；来个慢性病的，一边听患者描述，一边让患者填单子。以玲姐的应变能力，同时回答三五个患者的问题那都不是事儿，只不过患者常常抢问，还要求玲姐抢答，这就使得玲姐经常被次序问题烦扰，不知如何是好。

就说这“挂哪科”的问题，有的人来得晚，但思路清晰、嘴皮子麻利，只喊一句“我胃疼”，玲姐想都不带想地说：“挂消化内科，前方挂号，后上四层门诊。”

有的人忸忸怩怩，半天才蹦出几个字儿“我怀孕了”，玲姐也是处理得游刃有余，直接说：“要孩子的去产科，不要孩子的去妇科。”答得干净利落，就是旁人只看挂号便能判断出女子的意愿，真是隐私全无。

要说最麻烦的，莫过于这样一种人，来得早但啰啰唆唆：“大夫，我前天这里疼，这两天疼的位置靠下了。”玲姐瞪大了眼，听患者描述得云里雾里，疼的位置硬是从乳房指到了肺，接着从肺下移到了胃，急得玲姐忙问：“你到底什么症状最重？乳房疼就挂乳腺外，肺不舒服就挂呼吸内，胃疼直接挂消化内，如果都疼，就直接挂急诊，然后请大夫会诊。”

这下可好，此言一出，惹得患者及其家属各种不快。患者心想，凭什么那个胃疼的是后来的，你给人家肯定句；我们先到的，你却给我们来了个选择题，让我们四选一，这还有没有王法，凭什么后来者优先？

但这还不是最棘手的，最棘手的是完全语言不通。有一次，一个印度患者说着印度风味的英语，对着玲姐又唱又叫，手舞足蹈地表达病情。玲姐瞪着眼不知所云，见到我从旁边经过，赶紧拖来充当翻译。

我看了看这三个印度人，根本分不清谁是患者谁是家属。当我用英语问他们哪里不舒服时，那个手舞足蹈的男人仅仅甩给我一个词“infertile”[1]。

咦，这不是“贫瘠”的意思吗？我看他们发育还都挺好，没有贫瘠啊，可是他一直非常着急地在我的头顶比画着，有那么一瞬

[1] “infertile”一词既有贫瘠之意，也有不能生育的意思，当时我只想到贫瘠之意，因此造成了误会。

间，我以为自己豁然开朗了：两个男士个个一米八开外，只有一个女士略与我平齐，莫非对于他们来说长成我这种身高就算是贫瘠？

于是，我恶狠狠地在纸条上写下了“内分泌科——生长发育门诊”，然后告诉他们把这个纸条给挂号处就行，继而愤然离开……

这一幕可把玲姐逗坏了，玲姐说，早些年，她当急诊护士的时候，上的是24小时的班。一天清晨，她刚准备下夜班，就被一个表情痛苦的男人拦住了。男人一站定，二话不说开始脱裤子，吓得玲姐以为遇到了“露阴癖”，差点给精神科的老师打电话。结果男子张口说：“大夫，我痒。您这是急诊救急，先给我止止痒吧！”

玲姐惊得目瞪口呆，周围的人也都蒙了，弄明白了他的意思，玲姐赶紧说：“您还是上三层皮肤科看看吧，他们专业止痒。”

男子却着急起来：“大夫，我这是性病，你怎么让我去皮肤科呢？”

玲姐也不含糊：“您是街头小广告看多了吧？这里没有性病科，只有皮肤科，性病就看皮肤科。”

类似的段子实在太多了，玲姐的无奈也有很多，不过，跟患者在导医台洋洋洒洒浪费的宝贵挂号时间相比，这些都算不上什么了。

对于患者来说，真正的无奈是只差一分钟，专家号没了。

可是如果导医台没有像玲姐这样三头六臂的人，如果你在来医院之前没有做任何功课，啰里啰唆说不清自己的症状，不仅耽误自己的时间，还会耽误其他患者的时间。玲姐是稀少的，患者群是庞大的，生命是可贵的，谁的时间在挂号的时候都耽误不起。

所以，作为聪明患者的第一步，我们应该在挂号时脱口而出“我哪儿疼挂哪科”，而不是做一个行动派，撩起衣服给大夫看，更不用在大庭广众之下，把自己的病情搞得尽人皆知。

挂号是门技术活儿，抓早动快，精准定位，缺一不可。如若你对自己的构造把握得很好，那么就能在时间上抢占先机。

就拿人体来说，一个骨架撑起一副皮囊，中间填塞大量的器官，最复杂、最难挂准号的就是这部分。

对于骨头和皮肤来说，骨头断了或者皮肤长痘、起疹子，凭常识就能迅速判断要去骨科和皮肤科。

只不过，如果你的视线再广阔一些，就会发现，皮肤不仅仅只覆盖脸蛋、胳膊、大腿，会阴区也一并被覆盖，这也是为什么那个瘙痒难耐的男子要去看皮肤科，让他抓狂的是生殖器上的那块皮，只要是皮的事，都归皮肤科管。

烫伤除外，烫伤去烧伤科看。

除了骨头和皮肤外，中间填塞的大量器官都在我们圆鼓鼓的胸和肚子里，90% 的问题都在这里。如果你能把这里的次序都搞清楚，那么离“挂准号”就不远了。

先说说胸和肚子的最大差异。胸是有盔甲的，肚子没有盔甲，软软的。顺着肋骨摸，有肋骨覆盖的地方叫作胸腔，没有肋骨覆盖的地方叫作腹腔。肋骨的外面悬挂着的两块脂肪组织，就是乳房。如果胸疼，最好先好好感觉下是里面疼还是外面疼。外面疼的先推测是乳房问题，挂乳腺外科；如果乳房没事，就可能是肋骨炎，挂骨科或者胸外科；如果都没事，确定是里面的问题，就得好好说道说道了。

就跟电影《美女与野兽》中野兽要保护美女一样，胸之所以让肋骨保护，也是因为胸腔里面的器官太过娇弱。如果非要形容一下胸腔里的构造，就像一把扇子打开，上面放了一个窝头。这把扇子是肺叶，朝上的扇子柄是气管，而这个窝头，就是大名鼎鼎的人体

“马达”——心脏。马达坏了要先去心内科看看，不行再转到心外科；如果气管和肺坏了，喘不过气来，直接去挂呼吸内科；要是喘憋的位置靠上，可能就是喉咙的事，要去耳鼻喉科看看。

除了胸腔里的这些娇脏，腹腔里其余的器官可谓鱼龙混杂，各个器官的综合作用就是将“饭”成功变成“屎”。

一份香喷喷的午饭经过口、食管到达胃，在胃里进行第一步酸水浇灌。这个过程一般会经历 4~5 小时，然后成功捂出成为屎的第一步——酸臭味，换个专业的说法叫作“食物消化”。

接着，混合的食物会进入肠道。在这近乎密闭的冗长通道里，接受来自胆囊和胰腺的液体滋润，分解消化。胆汁在滋润食物的同时，也给这层食物抹上一层天然的绿色，这个颜色最终将变为屎黄色。于是，混合着各种消化液的食物在肠道细菌的作用下，成功地十里飘臭，臭名远扬，这就是我们每天都需要排出的“屎”——屎的微观组成其实就是食物残渣和细菌碎片。

你可以清晰地看到，腹腔里装的器官大部分都是为消化而服务的——胃和肠子提供场地，肝和胰腺提供消化液，所以，这些器官出了问题都可以先挂消化内科。不过，具体情况具体分析，要挂准号，搞清楚肚子里器官的位置特别重要。

如果你刚刚成功摸到了胸腔，那么没有肋骨保护的软绵绵的下方，就是腹腔。腹腔的入口，正是胃。你看各种胃药的广告，手捂的位置都特别到位，就是在肚脐上一手掌正中的位置。这个位置可谓“巨星”云集，不仅有胃还有背后的胰腺；手掌的右上方是肝脏，左后方有著名的血库——脾脏；手掌以下，就是各种肠子缠绕，靠中心的是小肠，大肠在四周环绕。整个肚子都为了消化食物而辛勤工作，所以，肚子里 90% 的慢性问题要挂消化内科。

如果是突发性肚子疼，除了看急诊，还可以挂普外科。因为很多时候，男人们打架，一脚飞起来，偏左[1]可能踢得对方肝破裂，正中有可能挫伤胰腺，偏右就会脾破裂引起大出血，这些都属普外科的范畴。

当然，在一些大医院，普外科又分了小科，所以这些地方的疾病还可以挂肝胆外科。

如果你捂胃的右手能映射到后腰，那么指尖和掌根的位置就是

[1] 此处左右是针对施暴的那人而言的，是施暴者看的左右，以患者为参考物，脾脏在患者自身的左侧，施暴者在患者对面，朝右踢会造成脾破裂。肝脏的左右同理。

左肾和右肾。虽然很多男性非常愿意将肾疼转述为腰肌劳损，狭隘的认知使得他们认为肾有问题就是肾亏，但肾亏很明显是个中医术语，在西医的字典里基本不存在。我们的诊断课本里从没见过肾亏的诊断，有的只是“肾炎、肾结石”。因此，如果某天你尿液发生了变化，同时后腰疼痛，就要考虑挂“肾内科”或者“泌尿外科”。

至于再往下的位置——裤裆水平，不用多说，大家自有分寸。

笼统来说，若是浅表的皮肤问题（包括各种性病），大家都可挂皮肤科。

若深层点，影响到尿道，大家还可挂泌尿外科。

而如果在要宝宝的事情上出现了问题，非要男女有别一下，男性可以挂泌尿外科，女性挂妇产科；如果夫妻俩一块儿出现问题，共同挂不孕不育科也是不错的选择。

听着我这一通总结，玲姐满意地笑了：“小赵，你真该把这些总结打印出来，在门诊门口发放，这样我上班就可以赛神仙啦。”

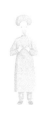

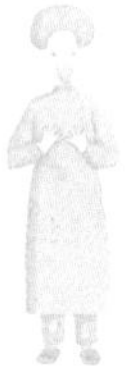

分诊

最全面最清晰的医院科室清单来啦

快人一步拼的不是网速，而是常识

其实，真要让玲姐赛神仙，我这点三脚猫的总结还不够。要想比人快一步，利用电子产品来预约挂号，拼的还真不是网速，而是常识。

打开各大医院的预约官网，无一例外的都是颇为丰富的界面。不过，那些飘动的画面都是浮云，真正对你有用的，是一个叫作“科室导航”的栏目。大部分三甲医院的“科室导航”都很醒目，官网的主页上就有。有的医院，科室导航藏在“医疗特色”里，这都不是什么大问题，你挨个点点看，看见“科室”两字就点进去。

点进去的那一刹那，相信你已经惊呆了，突然蹦出了几十个似懂非懂的科室。就拿综合实力全国前五的医院来说，第四军医大附属西京医院，共 53 个科室；解放军总医院，57 个科室；华西医院，97 个科室；上海瑞金医院，27 个科室；全国最牛，没有之一的协和医院，不算国际医疗部与体检中心，光本部就有 51 个科室。

你要问“说这么多有什么用”？科室多其实是一个医院“硬实力”的象征，是区别一个医院“真好”还是“假好”的重要条件。越正规越大的医院，综合实力越强，科室越丰富，每个科室的医生数量也会越多。

不过科室多，临床实力雄厚，倒让患者发了愁，因为头疼科室两茫茫，不思量挂哪科？

你如果想先问问官网的客服，坐等片刻那都是常态。别以为是因为网速卡，实际上正规三甲医院都忙着治病救人，经费全花到临床上了，哪有工夫聘请类似淘宝店里的客服，每天片刻不停回答患者提问？

就算是玲姐这样的全能美小护，如果去当客服代表，估计你等一上午，才会收到来自玲姐珍贵的几个字“呼吸内或者消化内”。你刚想再问一程，玲姐这手比眼快的性格早已关闭了页面。

所以，别抱怨大医院的服务态度差，如果经费真的全花在培养优秀的客服代表上，让你享受星级服务不生气，要么是超低端冒牌的骗子医院，要么是超高端昂贵的正牌军。从概率角度上来说，超低端的骗子医院占了五成以上。

正如哲学上所说“存在自有存在的道理”，茫茫十三亿人口，没有人一生都不生病，不上医院。公立医院的患者多，那是有目共睹的，人多就会出现排队、等位浪费时间的现象，也就会有服务不周的问题出现。

放眼望望中上等的三甲大医院，导医台的美小护个个脾气火暴，说话惜字如金，照这模式你推算一下，全国的大医院差不多都这样。

可是，这样的结果势必会导致出现各种隐患和问题：患者拥挤，患者抢问，患者间唇枪舌剑，美小护忙不过来，患者因此错过专家号。这就回到我们最初的问题，预约挂号，抢占先机拼的还真不是网速而是常识。

先说说医院的科室分布。每个医院按大块儿来分，就两部分，不做手术的内科和做手术的外科。内科之所以不做手术，是因为它基本上靠吃药在内部吸收就能好；而外科之所以叫手术科室，是因为它要从外面豁开一个口子进去捣鼓，由外部进入。

而每个器官几乎都有需要做手术的一面和不需做手术的一面，所以，每个器官其实都可以挂与这个器官相关的内科和外科。比如，心脏有心内科和心外科，大脑的病变有神经内科和神经外科，肺的病变有呼吸内科和胸外科……

只不过，如果你细心一些，就会发现，这里面还有个顺序问题：一般首诊先挂内科，吃药比手术风险小，先从风险小的开始。内科大夫注重诊断，查得比较详细。因为肚子里面的东西看不见摸不着，需要借助各种影像检查，这也是为什么一到医院就开始做各种各样的检查。

大夫也是人，并不是超人，没有透视眼，你要真碰上不用做检查就开始推荐各种神药的半仙儿医生，八成是碰上骗子了。正规科班出身的大夫都是经历过严格训练的，看化验单结合临床症状才敢给这个疾病下诊断，否则掐指一算的很容易误诊。

经过内科的诊断，病情轻的可以直接治疗，病情重的需要做手术的再转去外科。对于外科来说，你在内科的所有检查资料，在外科里面统统适用，不用再花二次钱做一遍相同的检查了，除非检查结果不确定或有变化。

况且外科大夫手巧，内科大夫思维缜密。外科大夫看见内科大夫的诊断证明，再结合自己的检查判断，给你的病情治疗方案相当于上了双份保险。如果你是一个老病友，很清楚自己身体发生了器质性病变（多长了一块肉或石头，或者少长了一块肉），本质上靠吃药是很难完全改变的，这就需要外科大夫裁缝般的双手进行切割或缝缝补补，所以，器质性的病变先挂外科。

面对茫茫内科和茫茫外科，怎么挂号就成了一门学问。俗话说，挂对了科，相当于对症治疗，好得快。

内科科室的数量基本上是外科（手术科室）科室数量的两倍，所以这就产生了一个“对应”关系。

你会发现一个奇怪的现象，就是身体上能跟外界相通的，基本上都是综合的手术科室。五官跟外界相通，所以眼科、口腔科、耳鼻喉科都是手术科室；尿道跟外界相通，所以要挂泌尿外科；肛门也是跟外界相通的，所以肛肠科也是手术科室；而对于孕育人类后代的阴道和乳房来说，各种妇科问题要挂妇产科，乳房问题要挂乳腺外科。

当然，骨科是纯属于外科的，这种牵扯到力的问题的，光靠吃药正不过来，需要外科大夫扳正了，再固定好。

而对于纯内科的科室——血液内科、风湿免疫科、变态反应科、内分泌科等，你会发现，这几乎都精确到细胞分子水平了，根本不是做手术能应付得了的。

所以，这些纯内科的科室往往需要通过你的症状来判断。

比如你贫血或者频繁出血，月经量多，身体虚弱，要首先去想想血液上的问题，先挂血液内科而不是妇科；

如果你是因为过敏而痛苦难耐，记得要去变态反应科，不是说你很变态，而是你身体里的微观反应很变态；

如果你是中老年人，没有摔伤但关节常常疼痛，要先想想风湿免疫科而不是骨科；

如果你还是小朋友，因为比同龄人矮很多，那可能就是激素的问题，去内分泌看看；另外，激素不仅仅是指生长激素，还包括胰岛素和甲状腺激素，所以，糖尿病和甲亢、甲减等甲状腺疾病的人也要去看内分泌。

剩下的这些器官，就是既能归内科管又能归外科管了，而且往往要根据症状来定科室。头疼、头晕挂的不是脑科，事实上，医院并没有脑科，头上的事要去看神经科，因为大脑是由神经元构成的。

注意神经内科和精神科可是两码事，一个是看得见的病，一个是看不见但言语异于常人的病。

比如，小明去医院，你问小明：“你叫什么？”

小明却回答：“我姓王，大王的王。王者之气气冲霄汉，直捣黄龙。杨子荣打虎上山，老了。夕阳无限好，只是近黄昏。医生，你结婚了吗？你老公一定很美吧？就像你的发卡一样漂亮……”这种就属于典型的思维奔逸，是精神科思维障碍里的一种表现。

比如，你看见小明正在吃苹果，你又问：“小明，正在干吗呢？”

小明却说：“我正在泡温泉，吃香蕉，真甜。”那么很明显，小明病了，有严重的听幻觉和感知综合障碍，他的回答会明显偏离正常轨道。

当然在这种认知下，他们的行为也会发生很大改变。比如，他们时而会把自己当成壁虎，在地上爬行；也会时而变成陈世美，时而变成王柏川；时而泼，时而雅，时而自我对话，时而与脑海中的“他”对话。总之，他们的精神世界我们很难理解，所以，我们把他们称为精神病人。

但是作为精神病人也是有诱因的，除却遗传和生化因素，“生活所困”是大多数精神病的始作俑者。比如有人长期欠债，想还，没钱；不还，还内疚，长此以往，一拖再拖，就会精神恍惚。如果此时还经历离婚丧偶，失业在家，那么安静点的可能抑郁了，奔放点的可能躁狂发作；短期急性应激障碍，长期人格障碍，加剧自杀风险。

而神经病人就不同于精神病了，虽然多用于日常口语，但并不是说这个人思想有问题，在医学中的意思是，神经元细胞病了，表现为神经系统的器质性病变。

比如，一个人摔了一跤，把大脑摔伤了，引起脑出血，脑出血属于神经外科的范畴；再比如，这个人给大脑供血的血管堵了，导致大脑的神经元死亡，发生中风也就是脑卒中，那就是神经内科的范畴，并非精神科，因为他们的思维还都是正常的。

所以你会发现，精神科多用量表去测这个人的精神状况，而神经内外科的医生多会借助影像片子来看神经的病变。

但因为一个人的精神状况跟这个人的心理有很大的关系，所以精神科跟心理科紧密相连，堪称兄弟学科。

而对于神经科来说，又分为神经内科和神经外科。如果你只是头晕、头疼，还没有任何诊断资料，建议你先挂神经内科，做做检查，确定病情。如果您是老病号，做检查时发现脑袋里多长了一个东西，那么带齐你原先的影像资料，去当地找个最有名的神经外科挂号。因为外科开刀，刀到病除；内科介入，顺着血管走，能改变的只是血管内的状况，对血管外的疾病还需找外科帮忙。

说完了头，剩下的就是胸和肚子里那一大堆器官。

先来说胸。呼吸觉得喘憋的，去挂呼吸内科；心脏、胸口不舒服的，先去看心内，去完心内，再转心外都行；食管觉得难受的、咽东西困难的，先挂消化内科。如果在内科做完了检查，确定要手术，带着你的影像资料，直接去挂胸外科。是的，不管是食管还是肺，只要是在胸这个横断位要做手术的，统统归胸外科管。因为术业有专攻，胸外科的大夫对胸这块儿的解剖可谓了如指掌。

说完了胸，接下来就是它的下面——腹部。整个腹部其实都被弯弯曲曲的肠子缠绕，从胃开始到肠子的尽头，都归消化内科管；

胰腺、肝脏等消化腺，也归消化内科管。其实消化内科管的就是整个消化功能，而如果因为这块儿要手术，需要挂的可是“普外科”而不是消化外科，事实上，医院里并没有消化外科。

普外科，其实是“广谱、综合的外科”。

还记得早些年有个衣冠显贵的妇女一到医院，就嚷嚷着用最好的药、最好的服务，不怕花钱。当让她先挂号，挂普外科时，妇女就不干了，说：“我都说了不怕花钱，我不挂普通的外科，我要挂高级外科、专家外科。”

听完此话，我也是一惊，然后赶紧解释……

普外科，之所以称为普外科，是因为要管辖的零件有点多。茫茫一个腹部，哪个零件坏了都归它管，更细分一点，你会发现有的医院从普外科里分出了肝胆胰外科，不为别的，就因为这儿的手术特别难做，但本质上它们还是属于普外科的。

说到这里，一个三甲医院的全部科室，基本上就介绍全了。

如果你是一直跟着这篇文字读下来的，相信你已经基本会挂号了。如果你看的是快速阅读，这里再给你介绍三种不费脑子的捷径。

第一，哪里不舒服，自己又不会判断，直接去社区医院，不是让他给你治病，而是问问他，我这是哪里出问题了，该去医院挂什么科。

第二，如果社区医院恰巧关门，你不如现在就买一本医学生的必备教材，像人民卫生出版社的《内科学》和《外科学》，不是让你看书，而是让你看目录。

翻开课本，目录第一页就是呼吸系统疾病，在这里有大量的疾病，你不用管它，直接看总论，在里面对应你的症状表现。比如当你看到“胸闷气短，咳嗽咳痰”时，心想跟你的表现差不多，于是基本就可以确定是这个系统的疾病；再一看标题，赫然写着“呼吸系统疾病”，于是心头一笑，这不是在间接告诉你，该去看“呼吸科”吗？合上书，“内科学”三个大字映入眼帘，心头大喜，原来就是“呼吸内科”。自此，手动翻目录，自食其力去挂号可谓大成。

第三，如果你实在没时间看书，不如就一图解千言。上网查一下解剖图谱，对照自己疼痛的部位，哪里不适点哪里，对号入座也能帮你快速确定生病的器官叫啥名字，然后再结合教材目录，弄明白归哪个科管，也能完成“对症入科”的大业。

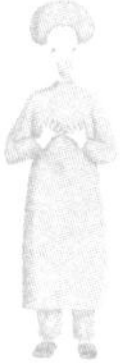

真伪

拆穿骗子医院，六招识破陷阱

医托“爬”上网，坑你没商量

自我这“对症入科”简便小贴士发明以来，玲姐就格外高看我，恨不得给我发两朵大红花戴头上，我也索性宰玲姐一番：员工餐厅——我最爱的梅菜扣肉。

吃饭间歇，本想着玲姐会各种夸赞，我都提前准备好谦虚的托词了，结果玲姐却刷着手机，紧皱眉头。

于是，我调侃道：“玲姐，又花痴呢，是不是也想收一个宋仲基这型的病号啊？”

没想到玲姐把手机往我跟前一推，我定睛一看，屏幕上的“魏则西”三个字立马给这顿饭加了猛料，梅菜扣肉完全吃不出肉的味道，只剩下干菜的苦涩。

玲姐说："小赵，看到了吧，当初学医没学错吧。虽然卫计委又加了三年的专业培训，将医生的学习生涯拉长到了十一年，但你凭医学知识，也练就了一双火眼金睛，看到骗子医院推崇的各种疗法也能一眼鉴别出是'造假的'，起码造福家人和朋友啊。"

经玲姐这么一点拨，回想起原来家里老姐的看病风波，您甭说，还真是这个理儿。

当时家里的一个姐姐婚后一直要不上孩子，这事家里人也不好意思跟我说，于是就自作主张去了西安市第四人民医院看妇科。这家医院的妇科在当地还是有一定口碑的，结果家人还是嫌做检查的费用贵、看病人多、服务差而不愿意再复诊。

回家上网一搜，"某慈爱医院"映入眼帘。老姐从未接触过任何医学名词，在官网上看了这家医院的各种形容词介绍："别担心，有我们"，"我加班，您看病"，颇为心动。可点开一个科室导航，坐诊的医生寥寥无几，下面还用红笔写着"5283 人已预约"。这个医院总共就五个科室，每个科室一两位专家坐诊，一个医院硬是由九个壮士撑了起来。你要再查查这些医生的学术背景，无一例外查不到。

说句实在话，你看看各个三甲大医院或者医学院附属的教学医院，哪个专家教授没有几篇有影响力的SCI[1]，哪个教授的教育背景不写得明明白白，让你想查都能查得到。我要是夸下海口，某慈爱医院一个医院干的活儿，在大医院里，就是一个妇产科大夫日常干的活儿，从难度系数上来说，也许前者还不胜后者的话，你可能会大跌眼镜，但事实就是如此。

可是，老姐哪知道这些缘由啊，看见穿白大褂的面带微笑的照片，再看看网页上有多少个患者治愈的信息，就对此深信不疑，毅然决然地要去某慈爱医院治疗。

结果去的第一天，就被“宫颈糜烂”这个词给吓得住院了。

真不知道在这本书之前，“宫颈糜烂”一词骗走了多少钱。实际上，最新医学观念认为，以前被描述为“宫颈糜烂”的细颗粒样外观，是正常的生理变化，与宫颈癌并没有直接关系。生殖道持续感染高危型人乳头瘤病毒HPV，才是导致宫颈癌的主要原因。

但是老姐就这样因为“宫颈糜烂”入住医院，吊水、打针好不“痛快”。之后，又做了比第四人民医院更贵的检查，还说要宫腹联合做手术才能解决不育问题。

[1] 美国《科学引文索引》（*Science Citation Index*，SCI），世界三大科技文献检索系统之一，是评价一个研究人员学术水平的重要指标之一。

这一提到手术，吓得老姐再也不敢自作主张，这才打电话向我道明了情况。

我一听某慈爱医院，气就不打一处来，赶紧勒令老姐出院，再住下去，没病也能治出大病来。

一番讲述下来，玲姐倒是听得津津有味，兴趣来时非要让我装患者，看看骗子医院的“好服务”。我也想看看骗子医院和公立医院的差别，于是索性就依了玲姐。

刚打开主页面，各种弹跳窗口啪啪往外蹦，蹦得人眼直晕。我对着关闭按钮一一点下去，结果，咨询的对话框竟然又敞开了。

对面客服不停发“你好，你好”，我没好气故意带着蛮横的语气提问，对方还是处变不惊，含笑春风，只是动不动就把话语引向手术。

我：“你好，我想挂个专家号可以吗？”

客服：“可以的，您是想约今晚的，还是明天的号？看您时间，我给您个号 301，回头您在前台登记一下就能用。”

我心想，这都行，上来不问啥病就给开专家号。万一患者是位男性要看阳痿，某慈爱医院专看妇科的专家们也会治吗？

上来不问分科，不问想约的大夫，跟菜市场买菜一样随意。顾客是上帝，可以挑兵挑将挑医生，这样的预约要在一开始就心存警惕。

我接着又问：“宫颈糜烂，多少钱？”

客服：“您好，这个要分等级的，严重的要手术，请留一下您的姓名、年龄和手机号码。”

我心里直犯嘀咕，一上来就要电话号码，以便日后骚扰是吗？

正规医院，早在你办就诊卡的时候就填好了信息，你得先登录你的信息才能完成预约，哪有咨询的时候还人工收录信息。

我：“不好意思，我还没钱买手机，名字叫张强，平时给人打工。多少钱能治？轻度宫颈糜烂。”

对面换了位号称是王医生的客服，上来就说：“轻度宫颈糜烂要用 7~10 天的药，三五百块钱，重的得手术。”

我一听，这么狠，一上来就要用 7~10 天的药，你老师没有告诉过你轻度的宫颈糜烂不用治疗吗？

午饭结束，我跟他们更深层次的交流还没展开，鉴于下午一点半又要上班，无奈草草关闭对话窗口，开始认认真真投入工作。

晚上，实在按捺不住好奇，我再一次打开了页面。

这次是从咨询窗口进的，没从弹跳窗口进。我刚想装李四，结果对面那位一开口就说：“您的宫颈糜烂是要分级的，建议您还是明天到医院来看一下比较好。”

天啊，她们记忆力真是好，人脑赛电脑。

我顺着话往下说：“哦，那你看我这轻度的宫颈糜烂该怎么治？”

对面的客服好像又换了一位：“您之前做检查，医生没告诉过您，轻度宫颈糜烂跟宫颈癌很像吗？”

我赶紧入戏：“哎呀，真的吗？太可怕了，该怎么办呢？”

客服：“要做检查进行排除的。”

我：“可是我没有那么多钱，上有老下有小，您给我个准数，我看看这病值不值这钱。”

客服苦口婆心：“大家都是成年人了，病在您身上，您不看，别人可帮不了您。我个人觉得，您这个年龄了，还是不要只关心钱，身体更重要。”

哎哟，这话说的，声情并茂，还让我别关心钱，乍听之下，还真是让人感动。

其实患者类似的经历还有很多，如果没点医学底子，还真是特别难判断哪些是骗人的检查，哪些是必需的检查。

在有的医院做着起步价三五块的检查，然后告知你检查结果都是阳性，全是病；在有的医院检查虽然价格不菲，但检查结果货真价实，这里面，还真有点门道儿。

骗子医院招数一：种类

你会发现骗子医院很少有心外、神外、肝胆外等科室，因为在心、头部和肝胆动刀子是讲究技术的。高难度的手术，只有真正的专家教授才会做，一般的骗子医生哪会这个，否则动一个倒一个。要不然，骗子医院刚开张营业，患者的砖头估计就已经填满了医院的每个角落。

所以，骗子医院的主打是患者需求大、风险小的疾病，比如各种性病（梅毒、艾滋、尖锐湿疣等）、妇科病（以宫颈糜烂忽悠的多）、男科病（阳痿、早泄、割包皮）、肛肠病、五官科的病、整形美容、风湿、狐臭、肝炎、脑瘫等治不死人，但都是各种慢性疾病。

这些病有很好的市场基础，受众人群大，又迎合了某些人讳疾忌医的心理，对于骗子医院来说，就是源源不断的商机。只要做好宣传工作和理解万岁的劝说工作，引人入院就会变得比较容易。

再看这类医院，它们常常从一个很小的切入点就自立为医院，从不碰触高风险、高难度的病种。忽悠患者的也都是一些医学名词，而且这些名词来头不小，跟美国关系紧密，是个国际化的连医生都看不懂的深奥术语呢，什么“斯坦福大学免疫技术”“欧式微雕光离子包皮术”“太空舱前列腺智能系统”“海洋之星性功能恢复系统”“自体基因疗法治疗尖锐湿疣”……你只要细细分析一下，都会觉得可笑。“自体基因疗法”这么高大上的词，全球的人类基因组计划都进行了很多年才完成测序工作，你这一个花园式二层小院都开始应用起来治疗上了，而且动辄为一个小小的尖锐湿疣就用上基因疗法，明眼人真把这些名词当笑话看。

不仅如此，你会发现，这些医院的医生文凭普遍偏低，如果太低他们甚至都不提。当然，不怕吹的骗子医院，会把自己包装得很饱满，包装的指标还是跟美国标准紧紧相连。

所以，如果你知道这些骗子医院本身就承包一些很小的病种，却用无比高大上，跟美国、太空、基因都有关的词汇，名称读起来总是一头大一头小，非常不协调的话，就要高度警惕。

骗子医院招数二：网站制作

凡是看到花里胡哨还有弹跳窗口，怎么关都关不上，对面那位客服还能花半个小时跟你热情谈论病情的，尤其是不停问你要电话号码的，都要高度警惕，因为她在乎的是你的人民币。比较可笑的是，骗子医院还会让你留 QQ、微信，非常与时俱进。

要是认真看看这些骗子医院的网站制作，你会发现，惊人地相似。

首页上几乎都是医生个人的包装和医院的包装，除了这些，疾病的名称还被当作一个重要的栏目在首页的醒目位置展示，然后拿各种疗效做幌子，用“三好一满意”“90% 治愈率”“男人的医院、健康的港湾”等没有什么实质性内容的口号来吸引患者的眼球。

而一般大医院的官方网页，你看到的都是非常正式的词语，不会有过多的吹嘘浮夸，比如医院概况、新闻动态、科室导航、建党建院、护理天地、医院院报、学术会议、援非医疗、本科生教育和研究生教育等几乎无法激发你阅读兴趣的栏目名称。

但每一个词语之下，点开都有丰富的子页面。比如当你试探性点开“科室导航”之后，就会发现 50 来个科室赫然出现在网站上；而当你随意点开一个科室，就会发现又是几十号专家的子页面。医生太多，太专业，一个页面根本撑不下来。

你再点开一个专家页面，就会看到他的履历虽然只有一页，但内容很全面，不仅包括他的教育经历、论文名称，还包括他擅长的技术、参与的重大手术。如果你想进一步核实一下，还可以去知网查到该教授的论文，真是专业得让人感到乏味。

如果你再用时间的维度去衡量这些骗子医院，在不同的时间点去浏览这些网站，就会发现，随着时间的流逝，专家的头像换了，但是专家的简介并没有变。从前李四擅长割包皮，某医科大毕业，现在张三开始割包皮，也是某医科大毕业的。

真是简介不变人变了，医院不变特色变。犹记得小时候西大街上新开的某院擅长治疗内痔、外痔和混合痔，十多年过去了，某院的历史改成了百年，擅长的技术也从肛肠改成了尖锐湿疣，而那批专家们还是从前的人马，还是从前的味道。

骗子医院招数三：名字

都说名字是一个人的代号，叫得响当当才好，所以，骗子医院会特别注重起一些寓意深远的好听的名字，比如丽×、×丽亚、×福、×济、×爱、×美、×夏、×光、×寿等让人心情愉悦的词语。

你如果因为心情愉悦而踏入这些医院，基本上会健康着进病着出，富人进穷人出。而对于疾病的治疗方案，“先签约后治疗”“治不好退款”“保障治愈”等名称和条款也让你赞不绝口，把心安放得妥妥的。等到病情延误，转而准备去正规三甲大医院时，这些医院还会摆出一种“非我也，兵也。非我也，岁也”的态势，一堆莫名的医学名词将你的大脑重新洗牌。

骗子医院招数四：宣传方式

如果你经常在电视上（除了新闻和央视）看到某某医院，然后出现各种痛苦的病号，在一代神医李四的神药下，奇迹康复，那么这种节目八成是骗人的，尤其专骗老太太。

而年轻态的广告，则经常都是这个样子——“三分钟，三分钟能干什么？吃二分之一个苹果，喝三分之一杯咖啡，打个盹儿都不够，某某人流医院”；“今天的任务生个娃，生个奥运宝宝吧，某某不孕不育专科医院”。这种恶俗的广告，专骗 20 来岁的少男少女。

不仅如此，现代人手段高明了。几十年前，满大街都是牛皮癣般的小广告，虽然现在电线杆上依旧有，但人们的防患意识已经提高，这样的宣传方式已经没了市场，于是，骗子医院换了一种营销方式：大医院门口发纸巾。

如果你是个聪明人，就能从医托们蹲踞的地点，直接判断出好医院。医托们都会在人流量最大的医院门口守候，而这些医院绝对是当地最有名的大医院。所以从侧面也可以推论出，有医托蹲踞的医院实际上是放心的大医院，而医托将要带你去的医院则是大忽悠。

现在都兴发放纸巾，医托们发放的纸巾，无一例外打开都会有一张贵宾卡：某某医院，可免费做一整套身体检查。碰见这种发纸巾的，我一般都会有礼貌地面带微笑温柔拒绝，谁知道纸巾里有没有特殊物质，用了之后会不会不得不去某院看病。虽然想法有点邪恶，但毕竟他们是骗子，我们也不是傻子，防人之心不可无。

就像前阵在网上流传的一个风靡全国的段子：某见钱眼开之人看见如牛皮癣般的性病广告，于是动了创业的念头，开始利用特殊职业的金发女郎作为性病传播的窗口，因此大赚了一笔。没过几年，政府就开始整治，淋病患者少了，生意也暗淡了，不暗淡的还是一颗赚钱的心。风头过去了，又开始转行干流产，免费发放避孕套，都是漏的，再打 300 块钱的人流广告吸引患者。患者入院后，被告知子宫有炎症，先挂 5 天抗生素，骗够 8000 块钱才能出院……

都说，便宜没好货，天下哪里有免费的午餐？

所以，就算你拒绝了免费发放的食物、用品，是否也能成功抗拒免费健康体检的诱惑呢？

当然，免费的健康体检，这里面鱼龙混杂，有真的在做义务体检的，也有骗子给人做体检蒙人的，要完全区分清楚是比较困难的。如果你不会量血压，还看不懂血生化，那么很有可能骗子说啥就是啥。不过，40 岁以上的中年人，最好给自己在三甲医院买一个体检套餐，定期查体，这其实是最省钱的方式，因为任何病的初期都相对好治，难就难在错过了时间。

还有一类家庭成员，比如家中的老人，是骗子行骗的主要目标对象。骗子利用她们对子女的关心、对健康的渴望、对养生的信奉，通过组织开会、宣讲等形式，批量忽悠他们买保健品，并把保健品吹出了药品的功效。

但这事其实是经不住推敲的，不同的人群、不同的病情，却拿着包装好的相同药品，怎么可能有效果，难道一小包神药能包治百病？

这么来看，现在骗子医院的宣传方式可谓齐全：最先进的 O2O 模式，线上线下同步销售，还在搜索网站做做排名，投资的钱大部分都用来宣传推广了，真是让人防不胜防。所以对于骗子来说，医生就显得不那么重要，怎么忽悠才是王道。

骗子医院招数五：规模

一般骗子医院的规模比起三甲医院那是小之又小，以小二层居多。作为占地规模如此的医院，在官网上却总显示目前有 5283 名患者预约。5000 多人，可比一个学校的全体员工还要多，这就相当于把一个学校的人塞进了一个小二层，怎么想，都觉得挤得慌。

而正规三甲大医院，一般都是医学院附属的教学医院。比如北大第一医院、北大第二医院、中日友好医院等都是北大的附属医院，协和、积水潭医院等是协和医学院的附属医院。就拿地方医院来说，西京、唐都是第四军医大的附属医院，交大一附院、交大二附院不用多说，都知道是交大的附属医院。这些附属的教学医院高层叠起，不断扩建，是综合实力过硬的医院。

你如果在医院门口的牌匾上看到“某大学教学医院”，表示这家医院的品质是有保障的。该医院承担了医学生的教育任务，里面装的可全都是医学生的老师，你想想，这质量能差吗?

相反，对于规模颇小的骗子医院来说，即使是初具规模的骗子医院，一般都是专科医院，而且跟治疗性病关系颇大，您觉得会有医学生在这里见习、实习吗?

且不说五年制的本科医学生，考研根本不考性病及各种男科问题，就拿五年制的临床本科生来说，前三年是在学校学习，后两年在医院轮转。什么是轮转，就是医学生要轮转 40 余个科室，各个科室都会转一遍，还会进行出科考试。只有一个科室的骗子医院，根本就轮不起来，更何况医学生轮转 40 余个科室，至少两年才能完成。

所以，判断是不是好医院，就看看它是否是教学医院，再看看它的规模。

骗子医院招数六：链接

一般的骗子医院友情链接的基本上都是自己、自己、自己，“同行是冤家”这个道理在这里体现得淋漓尽致，而一般大医院的友情链接都是一些“卫计委”的网站、“国家教育部”、兄弟医院的网站（例如链接到协和、解放军总医院等）。

若是你真想查查医生是否有执业医师资格，直接登录卫计委的网站就能查询。卫计委网站的网址是 http://61.49.18.120/doctorsearch.aspx，进去直接输入“医生姓名、所在医院”，就能查到这个医生是否是“执业医师”。

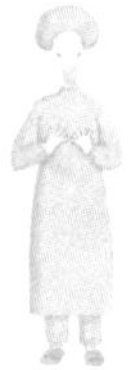

面诊

人人都好用的找准对口专家绝招

学会这三招，98% 的专家都逃不出你的火眼金睛

玲姐看着我总结的防骗招式，忍不住笑出声来。

她说：“这些骗子医院想象力也够丰富的，比喻和夸张都用出了好莱坞的效果。尤其在性功能障碍方面，那叫一个意境美。你说说咱医院一个泌尿外科就包揽大局，手术的名称也相当朴素，什么尿道重建术、睾丸切除术，真是惜字如金，打印出来都非常省纸。”

我也笑了：“玲姐，你就知足吧，课本比咱们这儿更朴素。通俗易懂的好处在于实事求是地叙述这个病的治疗，很少能骗人。就算咱都是科班出身，混迹医疗行业，你不也照样拉不住家里老人去听培训课，被花里胡哨的词蒙眼，然后交现金开药。你老妈上次不是还提着两大兜灵芝、阿胶，还有不知名的糊状粉末回去熬汤吗？！”

说起这事儿，玲姐还真是挺气愤的：“你看我妈，都不想想，她闺女就是护士，跟医院的人也比较熟。平日里哪儿不舒服，直接说一声，我想办法帮她问问本院的大夫。这下可好，啥也不说，药就开回来了。花钱都是小事，就怕喝出个什么毛病来。不行，回头我得把这些全扔了。”感慨完，玲姐手搭在我肩上又说道，“唉，小赵，你老师最近回来了吗？还想请他给我妈瞧瞧胆管，老毛病了，不知道现在咋样了？”

“玲姐，我老师下周回来，周四的特需门诊，到时候门诊三楼见啊。”我说。

“那就太谢谢了，改天请你吃饭。”

“哈哈，客气了，玲姐，‘你要请我吃饭’这句话记住了，海底捞怎么样？”

玲姐直接飞来一句：“捞不起，但土豆丝还是可以来两盘的……”

我平日里的一大乐趣就是找玲姐逗嘴，我俩都深知：给对方帮忙是八辈子修来的福分，所以今天，算我有福。

刚告别玲姐，正忙着换白大褂写病程收住院病人，手机在放进柜子的一刹那，振动响铃……

我一看，哎哟，是5年都没见的高中同学，不知她有什么事情，于是爽快地接了起来："喂，最近怎么样啊，有什么事吗？"

老同学还是从前的脾气："你看我这牙怎么回事？这都疼死我了，我脸也斜了。"

我："我学的是临床，你这牙，那都是学口腔的才懂。"

老同学："那你倒是帮我问问啊，你有学这方面的同学吧？"

我："我还真没有口腔科的同学，都是同学的同学，关系比较远。我刚来这家医院，口腔科的同事还不是很熟呢。不过，你要是不嫌弃，可以拍些照片发给我，我帮你转发给同学的同学，问问情况。"

老同学："好的，好的，那就这样，多谢了，我微信给你发图啊。"

不一会儿的工夫，微信就被老同学大量图片给轰炸了。看了她肿得跟血包子似的牙龈和刷牙姿势不正确导致的缺损，以及掉了两颗大牙已经倾斜的下颌，我目测，她要整完这口牙，价格不菲。

同学的同学在口腔医院工作，综合了牙周黏膜科、修复科、正畸科、牙体牙髓科四大科室的意见，给出的忠告是：可能要做手术，单侧下颌在3万元左右，整个一套下来可能得10多万元。如果仅仅改善咬合补牙缺损的话，比较便宜，但是外观上的倾斜无法保证。

我将原话转达给了老同学，谁知老同学发来语音：谈钱多伤感情啊，你认识熟人，能给我打个八折吗？

听了此话，我内心相当激动，怎么打折都说出来了？气急之下，一个电话就回过去了："大姐，我在公立医院，这收费都是公家定的。再说，这是同学的同学，本身已经很麻烦人家了。鉴于你牙的问题有点特殊，人家给你找的都是专家，那都是他们的老师啊，你有见过学生跟老师讨价还价的吗？你说谈钱伤感情，可你这明摆着在谈感情，多伤钱啊……"

老同学听得一句话也说不出来，最后憋出一句："那好吧，都听你的，反正有个熟人也放心，以后有啥问题还能问你。检查结果你帮我看着点啊，我也看不懂，回头请你吃饭啊。"

我心想，吃饭也顶不上伤的感情，托了这么多人，将来都是满满的人情账，几辈子才能还完。老同学还真是豪爽，心也挺宽，如此放心就把她的大牙交在了我临床出身的手里，以后还可能要风雨无阻地挂号预约。想想她那撩人的四大科室，我就知道我已经站在找专家和挂号预约的风口浪尖了，人生过得好不刺激。

不过，说到怎样找到对口的专家，我还真应该把自己的经验总结一下，让我那老同学也好生学习学习，一来可以解放自己，二来可以备不时之需。

方法之一：找

不管你是找社区医院的大夫，还是医生朋友、医学生，或是三甲医院的科室介绍，里面都会有你能获得的信息。唯一不要轻信的，就是关于治疗这个病的医生排名。如果你没有火眼金睛，鉴别不出正规的全国排名，那就趁早别信，别让这里的水分慌了你。

第一，对于没法进行实地考察的医院，要像网购看评价一样，多看看已经就诊过的患者评价。

当然，看评价的时候一定要注意在什么平台上看。比如现在用户比较多的“好大夫在线”“丁香园”等就是比较中立的医疗互助平台，上面的患者评价可以帮助你提前对一个医生增添更多的感性认识。

如果你在医院的官网上，尤其是在医生简介下看到了患者的留言感谢，注意，很大程度上，这家医院很水。

放眼望去，全国闻名的三甲大医院官网，每个医生的简介都在夹缝中求生存。就那么巴掌大的地方，医生擅长的方向、光荣的履历都书写不完，哪有地方展示患者的评价。同时，出于保护患者隐私的考虑，正规三甲大医院一般不会放置患者评价医生的板块，有的都是新闻报道出来的疑难杂症攻克过程。

第二，如果你能去实地考察，那么准确性就会大大提高。

大伙儿在排队看病的时候都会经历漫长的等待，大部分人不是盯着手机成为低头一族，就是眼巴巴看着门诊的大门谁进谁出，这中间消耗掉的时间真是浪费。如果此时你开始搭讪身边的人，说一个大家都想八卦的问题："这个医生医术怎么样？"那么引来的闲谈，效果想必是极佳的。

以前陪老妈看病的经验告诉我：你不开口，别人就不会开口；你提了，别人就会滔滔不绝。

有一次，我只是在排队等待中，默默地问了一句："大叔，你也看这个大夫的号啊，你觉得这大夫怎么样？"

结果，大叔就开启了话痨的模式。从他自己第一次在这里治疗，延伸到多个家人、朋友在这里治疗的系列故事，讲得声情并茂，引得旁人都想来凑一耳朵。听的人多了，自然就有也想说说的，认同的人会结合自身经历来附和，不认同的人也会耐不住性子反驳两句。你要是个有心的听众，对这个大夫的判断到底是"大正小误"还是"大误小正"，在心里已提前有了一番衡量。

第三，也是最可靠的一种"找"，就是找熟人，找朋友。

前两种方式是自己单枪匹马，不花费人情。后面这种从可靠性上来说更优越一些，但对于一个家里没有多少亲戚是医生的家庭来说，就看你愿不愿意花费时间，拉长战线？

把你们家能和医生攀上关系的人员都捋一遍，如果都没有，就从同学找起。这个过程中一定要持有一个信念：朋友的朋友，就是好朋友；家人的朋友，也是你的朋友。

所谓“出门靠朋友”，如果真跟医生朋友认识，那什么病挂哪科，包括后续的一些咨询事宜几乎都能享受星级的一条龙服务，而且关于这个医生的内部情报，也比病人眼中的医生评价会更中肯一些。

这个医生怎么样，直接通过医生熟人得知，情报的可靠性远超全国平均水平。因为对于本院的大夫来说，哪个医生手术做得好、做得妙，哪个大夫门诊量大，哪个大夫偏科研，哪个大夫偏临床，他们都会在长期的工作接触中耳濡目染，有目共睹。

方法之二：看

其实在患者群里，不乏高智商的知识分子。曾几何时，听师姐说，妇科一个患者来就诊时，SCI 都看了好几篇了，国际最先进的诊断标准倒背如流。还以为是同行来看病在故弄玄虚、切磋医技，结果询问信息才发现，此女是个技术人员，专业是信息工程。大家都不约而同张大了嘴，目瞪口呆。

SCI不是别的，正是美国《科学引文索引》(*Science Citation Index*)的缩写。能被SCI收录的杂志，上面刊载的论文都已得到医学界初步认可，可信度高。对于知识分子来说，如果想对疾病有个更先进、与国际接轨的认识，不妨去看看SCI上的相关文献。SCI里的*The Lancet*(《柳叶刀》)、*Nature*(《自然》)、*The New England Journal of Medicine*(《新英格兰医学杂志》)等，都是响当当的杂志。查看这上面的论文，可以帮助你掌握疾病的前沿动态，还可以让大夫对你刮目相看，进行更深入、更对等的交流。

如若这些杂志你都能看懂，那么医院官网上大夫的简介，擅长的那些疾病和治疗方法也不在话下，此时找到擅长治疗自己疾病的大夫，对号入座。

方法之三：问

这是一个比较新颖的方法。我们惯常的做法都是问大夫，大夫肯定知道哪个医生看得好啊。但是十有八九，你问大夫，大夫根本就没空搭理你，抑或无可奉告。你可能会觉得“同行是冤家”，但其实背后评价别人好不好，这本身就是一个两难的选择。

所以，我个人觉得，更好的办法是问医学生，尤其是在医院当住院医的医学生们。

因为是学生，所以说的基本都是大实话。又因为他们考博的压力和考研的经历，在报专业之前就会将全国的各个专业了解个遍，哪个医院的哪个科室强，科室里哪个教授最牛，他们心里都门儿清。纵使将来不一定能顺利成为该教授的弟子，但前期的调查摸底，医学生一定是做足了功课。而且，有医学生存在的医院，常常是教学医院。这种教学医院比一般的医院质量要好，因为他们承担的是培养医学生的义务，带教老师都是高年资、厉害的医生。

你肯定又会问：怎么找医学生啊？

如果你健谈，不如就去一家教学医院，看见年轻穿白大褂的，八成是学生；或者赶上下雨天，把书抱在怀里的多为学生。

不过上班时间，不管是教授还是医学生都会很忙，没时间多聊。但我们可以曲线救国，到中午时，在员工餐厅门口守候，看见年轻学生就跟问路一样上前讨教。

基本句式是："同学，某某楼怎么走啊？"

一般人碰见问路的，都会指给他，这句话是打开聊天模式的第一步。

紧接着："同学，听说你们医院很牛，这才慕名赶来，想跟你打听打听，××病最好挂谁的号？"

一般在这个医院轮转过的同学，都能轻而易举地回答你。如果你碰见刚考进该院的新手，他可能对这个病所属的科并不是很熟悉，也不能白白放过。

你可以换个说法："同学，我孩子马上要考研了，我信得过这家医院，想让孩子考这里，你是过来人，能给我推荐几个专业和导师吗？"

当然，称呼是可以换的。你要是年龄偏小，就说你或者你弟弟考研；你要是年龄稍大，就说自己儿子考研；要是老太太，就说自己孙子考研，反正总有一个要考研，过来问行情。

你要是真的非常敬业，拿着两本《内科学》和《外科学》，一中午不带休息，用相同的句式转战好几个员工餐厅，将目录上的疾病问个遍，那么，两小时之后，你就是最了解这个医院的牛人。

综合了上面三点，我想怎样对症入科应该不成问题，找到属于自己的专家也应该水到渠成了。不仅如此，对于现在如此紧张的医患资源，如果你在小区门口摆一摊位，专门为患者"对症入科、对症找人"，想必也能发家致富了。

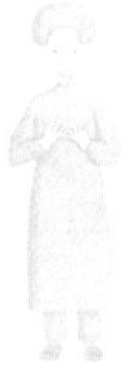

挂号

一举成功，需要这样的挂号方法

如何让一个疲惫的老专家在工作中开心地增加工作量

“哎，小大夫，小大夫……”

我刚帮完了老同学，心想今天有了双福，又听见有人喊我，难不成要三福临门？

顺着声音望去，一个50来岁的大婶儿冲进了住院部，来到医生办公室。哎哟，这不是经常在我导师那里看病的大婶儿吗？我导师下周才回来，她今天找我有什么事呢？

心里正嘀咕呢，大婶儿上来就说：“小大夫，你认识我吧？我经常来你们这儿看病。平时都是周二的门诊，今天你们怎么不上班了？”

我："大婶儿，我老师有重要学术会议，上周就出国了，下周才回来。您要是急着看病，下周四有他的特需门诊。"

大婶儿："啥是特需门诊？我平时挂的是特需门诊不？"

我："特需门诊，简单来说就是比平时挂号费用贵几倍的门诊。平时您挂的号叫专家号，15 块钱左右；普通号更便宜，7 块钱左右；特需门诊挂号费 300 元，以后要做的检查也都是普通价格的好几倍。"[1]

大婶儿："咋这么贵？你们咋还赚黑心钱呢？"

"大婶儿，价格一高就能真正分清谁急谁缓，谁真的需要治疗，谁不太需要治疗。如果您就是一个脂肪肝，您会甘心花好几百元让大夫看病？但如果来个多发性肝癌的患者，他的求生欲是非常强的，根本就不会在乎这几百块。他现在失去的是时间而不是钱，而恰恰是这些小病的退出，才给了重症患者挂号的机会。如果都是白菜价 15 块，我老师可能一上午就光看脂肪肝了，真正的重症患者反而挂不上号。"

大婶儿听着若有所思，我接着又说："大婶儿，您要是不着急，

[1] 从 2017 年 4 月 8 日起，北京地区根据医改新政，公立医疗机构取消了药品加成（不含中药饮品）和挂号费、诊疗费，设立医事服务费。截至本书出版，全国其他地区挂号费基本不变。

我老师下周五还是全天的专家门诊，您现在就开始预约，没准儿还能预约得上。”

大婶儿：“你不说，我还忘了。平时的网上预约我也不会，都是我儿子给我约的，他在铁路部门工作，说挂号跟买火车票是一个道理，就是他让我问问你，你们啥时候上班呢？啥时候放票？”

我：“大婶儿，停诊的信息在医院的官网上都有显示，不出意外的话，我们都会按规定上班。至于啥时候放号，挂号处的应该知道，您去问问？”

其实经大婶儿这么一问，我倒想起来了，虽说预约挂号有三个渠道：上网、肉搏、去加号，但不管哪种，弄清楚停诊信息和放号时间都是一个让你事半功倍的法子。

而这些信息，往往在医院官网上都有显示。

如果你通过前面的步骤很清楚自己要挂的大夫是谁，那么最先要做的，就是去这家医院的官网看看“停诊信息”。别等跑东跑西，准备工作做了一大堆，回头挂号员告诉你“该大夫不在”，那情绪，估计会跌到谷底。

一般医院的停诊信息都会在“新闻公告”中展示，有的医院在“患者服务”中有“停诊消息”。

如果你是个聪明人，就会发现停诊信息跟国家法定节假日密切关联，基本上在重要的国家法定节假日前，停诊信息都会展示出来。

当然，像“周末”“寒假”“暑假”这样受学生们喜爱的假日，医生们自从拿了执业医之后就不曾过过，但是“春节”这样隆重的节日，却是专家们的假日，小大夫们的忙日。

所以，如果想挂专家号最好别赶着逢年过节，专家们都各回各家，各找各妈了。如果着急挂号，除了急症、重症，只能拖过这几天，等到专家们回归之时。

如果你看了“停诊信息”，发现自己想要挂的大夫还在坚持上班，那么，剩下的，就是抢号。至于怎么抢呢，一句话，抢火车票怎么抢，挂号就怎么挂。要想排上号，三大方法必须掌握。

大道之一：电子设备

现在火车售票可以网上购票，方便快捷，可是挂号排号就相当于买春运的火车票，要想买到，还需要动点脑子。

春运的火车票有提前放票的规定，尤其是学生票，往往可以提前两个多月买到。而预约挂号，也有提前放票的传统，常见的医院官网挂号、医院官方微信公众号预约、银医卡银行网点及网银预约、社区预约、医院内的自助挂号机、各种挂号的 APP 以及医院自己出的 APP、支付宝等都会提前开放一周左右的号源，而 114 电话挂号一般会提前 14 天。

但是，即使这样，你也常常预约不上。

如果说春运的火车票抢票要讲究天时地利人和，那么抢专家号的时候，“天时”是其中比较重要的因素。

就像火车票放票，不是一股脑儿把全部的票都放出来，而是赶着整点、半点放票。这样你只要在整点、半点的时候守候在 12306 前，时时刷新，步步跟进，基本就能刷到票，而要想知道医院各个途径的具体放票时间，如何在挂号员那儿问清时间点，真是八仙过海，要各显神通了。

比如第四军医大附属的西京医院，就会在官网上告诉大家“每天下午 4 点放号，7 天内预约专家号”；协和医院也会在公告上写出 114 挂号，是每周一放出下周周一到周五的号源，每天下午 3 点就不允许再挂第二天的号了，但会用其他途径滚动释放剩余号源；中日友好医院还会在官网上告知群众，周一到周五每天放号 200 个。

如果知道时辰还挂不到号，有种刷票软件的做法，我们倒是可以学习学习。

刷票软件抢火车票的一大优势在于，它不仅时时刷新，还能做出一些智能的建议。就拿从西安到北京的硬卧为例，买不到硬卧，软件会建议你买硬座；买不到硬座，软件会建议你缩短购票区间或者拉长购票区间，也就是说买西安到石家庄的，然后继续坐着不下，直到北京再补票，或者买宝鸡到北京的拉长区间，再买一趟从西安出发的最近的车（权当站台票用了）。

其实挂号跟它一个道理。我们挂不到专家号，可以挂普通号，这就相当于从硬卧变到了硬座，能解决的是你急于治病的问题。挂不到你想挂的医生，还可以曲线救国，就跟火车票拉长区间的做法一样。比如，我们想挂肝胆外科，但不巧，肝胆外科没号了，我们可以挂它的源头——普外科，因为肝胆外科是从普外科分出去的一个科室。普外科相当于树根，肝胆外科相当于树枝，本质上就是树根和树枝的关系。类似的还有，男科挂不上的就挂泌尿外科，手外关节外挂不上的还可以挂骨科。

当然，需要复诊的还可以通过“门诊医生工作站”进行预约，或者在出院之前由相应的医生进行预约。

如果“天时”你已掌握，那么剩下的“地利”也是很重要的因素。当你成功预约到了号，也要考虑你的“地利”因素，因为有的预约途径会要求你提前半小时取号，你要是没赶着这个时间取号，就会被视为“爽约”。“爽约”两次可是要进医院黑名单的，背负着不诚信的形象，以后再想预约可就难了。

最后一个，就是“人和”。至于如何“人和”，来看挂号第二条路：窗口挂号。

大道之二：窗口挂号

不得不提，以后窗口挂号会逐步取消，从北京开始，将全面试点网上预约流程。到 2016 年年底，北京 22 家市属大医院全部取消现场放号。

所以，对于老人家来说，以后要么打电话给 114，让他们人工给您挂号；要么实地去趟医院，让导医台的美小护帮助您在自助预约机上挂号。

而对于二、三线城市的人们来说，窗口挂号的福利还会存在一段时间。

虽说窗口挂号直观爽快，但如果你清楚它的号源来自何方，可能就会心生不爽。

就拿中国排名第一的协和医院来说，它的窗口号源是各种网上挂号途径剩下的号源。不仅如此，这口剩饭还不是窗口一个人吃，有个机器和它一起吃，也就是说自助挂号机和窗口共用当日剩余号源，但是机器比窗口高级，因为机器每天还有新号源在滚动进入。

从这点上，你是否看出了什么？未来是互联网的时代、机器的时代，人工将被逐渐取代；而当机器时代来临，人工加号和攀关系窗口挂号将不复存在。大家都在用网络进行预约，走一条很少有人情干扰的途径。

但是，普及也需要时间，普及二、三线城市更是需要时间。近几年，我们应该还是能用到窗口挂号。

窗口挂号的技巧之一，需要首先在官网上查它的窗口售票时间。比如一般的医院 6 点半开始窗口挂号，但是上海瑞金医院 5: 45 就开始挂号了，所以去官网上查好了时间，才会事半功倍。

大道之三：加号

趁着加号在二、三线城市还有一定的存活期，我们不如好好探讨探讨加号的技巧。

其实怎样加号，真的很考验一个人的本事。

一般的专家教授，基本上都堪称“老人家”，所以，这个加号的问题可以转换为如下问题："如何让一个烦闷的老年人在工作中开心地增加工作量？"

一个很好用的方法是：让他知道你不会占用他很长时间。

早些年跟导师一块儿上班的时候，经常看到有来蹭号的，有的是医院的保安，有的是医院的保洁阿姨。现在想想，还有一种可能，就是黄牛。

然我导师心生慈爱，只要是能加号都给加了。后来病患太多，一天的门诊不吃不喝，才能勉强看完，于是，让加号的也就少了。

不过，从我跟着导师多年的门诊经验来看，导师一来喜欢给"复诊"的患者加号；二来喜欢给"仅开药"的患者加号，因为这类患者多是慢性疾病，开药很省时间，分分钟就能解决患者问题，但时间上却并不怎么占用其他患者的时间；三来喜欢给"说话利索，有礼貌"的患者加号，尤其喜欢给小孩子加号，可能是导师的同理心太重，家里有一个差不多大的闺女，看到别家的小孩子就很喜欢。

从时间上，倒也有这样一些规律。要是赶着医生刚一上班就开始嚷嚷加号的，医生看看一天少则 70 个号，多则没上限的任务量，估计能给你加号的可能性也就小了。若是赶着医生间歇的时间询问，满屋里如果都挤着患者，你还好意思说出加号的需求吗？加号加得多了，排队的不愿意了；医生看得快了，看病的也不愿意。

话说医生加号的可能性最大的时间，就是中午下班之前和下午下班之前。如果一个医生手脚麻利，一上午也许就能看完大部分患者，瞅瞅下午小一半的任务量，也许会给你加号。尤其是下午，如果医生在下班之前就看完了当天所有号，此时再好好说道说道一番，医生同意的可能性就会比较大。

虽然挂号是一个求人的事情，但一个年过半百的老人家，一坐一整天，憋得膀胱都快爆炸，他的工作和付出于情于理都应该得到尊重啊。

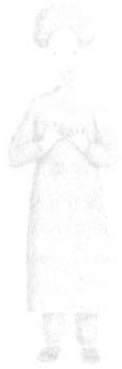

初诊

只有大夫们才知道的省钱最优方案

普通门诊开检查单，专家门诊买诊断思路

“大婶儿，刚给您说的您听懂了吗？大婶儿，大婶儿……”

大婶儿听得貌似有点入迷了，尽管也没大听懂，最后还让我简要地写了下挂号方法，拿着字条，高兴地回去了。

大婶儿刚走，一个穿着华丽的年轻女子带着一名男子，连门也没敲就走进了医生办公室。

“小大夫，你倒是挺会躲，打听一圈才打听到这儿来，我妈那病你得给我一个说法。”

我想了好久，就我管过的病人还没有跟眼前这位女子有母女相的，更没见过这位满胳膊刺青的大哥出现在住院部里照顾过谁，于是，我满脸疑惑地问：“姑娘，你确定找我？”

“哎哟，小大夫，您还这么年轻就贵人多忘事。上周我带着我妈挂的可是特需门诊，看的是专家号，就你和一个年老的大夫看的。你们还真是省事儿，开了一堆化验单，连个屁都没放，就叫下一个患者了。”

听着这小姑娘爆粗的话语，再看看她壮声势的男同伴，我知道今天可能要费一番口舌了。

我说：“姑娘，怎么能叫连个屁都没放呢，最起码的尊重你怎么都没有呢。我老师可是从医多年的肝胆外科专家，他会好好对待每一位患者的。”

姑娘一听这话，音量提高了好几个分贝：“我花了好几百挂的专家号，就该享受星级服务。你们倒好，一进去随便问了几句，就开始开各种化验单子，又是抽血，又是拍片子，连是什么病都不说。”

我说：“姑娘，我们大夫看病，除了需要问诊，了解病人的情况。对于病情的判断，确实要根据化验和影像结果才能确定。凡事都得讲究证据，如果你们之前没有检查过，我们只能在问诊后，心中有了初步的判断，再开单子化验检查，之后根据结果才能确定疾病情况。”

姑娘：“你少跟我来这一套，说的跟个真事儿一样，有模有样的。合着我花了300大洋，你们3分钟就把我打发出来，还什么屁都没放。那我再花好几千的检查费，不都是白扔了。我还就告诉你，我还真不缺钱，这好几千的检查费还不够我买双鞋的，就看不惯你们这种衣冠禽兽，仗着自己是医生，就疯狂开单子，赚昧良心的钱。别人愿意做检查，是他们没有这维权意识，但是我不一样，我有意识。你要是今天对我妈的病没个说法，小心我告你们欺诈。”

要是平常，有人私下里对我这么说话，这么不讲理，我绝对二话不说抡起一拳，揍得他眼冒金星，四仰八叉，但是今天我穿着白大褂，身份跟平常不太一样，只能耐起性子面对这些没有一点医学常识又不讲理的人。

我想起了玲姐的忠告，她常常向我提起这样一类人：张口永远表示自己并不缺钱，然后恨不得碰瓷让你给她钱的人。

今天的这一幕，算是又给我上了一课。

我说：“姑娘，你先降降火儿。我们都要以理服人，你妈叫什么名字，我查查。”

姑娘：“马闽。”

我：“姑娘，她的病史是这样的——食欲不振，厌油腻，这几天右侧上腹疼，触诊没有发现异常，有乙肝病史。你要现在问我是怎么回事，可能是肝的事儿，可能是胆的事儿。若是肝的事儿，就有可能是肝硬化、肝炎；若是胆的事儿，就有可能是胆结石。只能通过 B 超或 CT 看看肚子里面的情况，才能排除其他选项，最终确定一个。你要非问我这是什么病，我真的没法说，只能罗列选项。”

姑娘：“别跟我废话，我花 300 元，看的又不是你，而是那个老大夫，你说的这些准吗？资质这么年轻，老大夫在哪儿，我要找他。”

我：“姑娘，你羡慕我年轻有为不是你的错，我就是很年轻。但我每天管 13 个病人，还没出过什么差错呢。我们从来都是看着检查结果，有理有据地下诊断。老大夫资质高，也是看片子看得好，看到片子和化验结果想得多、想得广。你母亲检查还没有做，就是叫来院长也不能给你一个确定的答复。”

姑娘：“合着你们骗我 300 元，还想再合伙骗我好几千元？”

我：“姑娘，我也看出来了。你就是觉得 300 元的号就该有答案，而 15 元的号暂时没有答案也能接受。挂特需的号，检查费用相对也会比较高，加起来确实需要好几千；而 15 元的号检查费走的是普通费用，加起来也就几百元钱，正好顶一个特需门诊费。我们没有骗你，我们是公立的三甲医院，国家规定的特需门诊都这么收费。我们只是照章办事，没有权力定价，哪里来骗你一说？”

不带喘口气，我又接着说：“姑娘，我也是看你挂号没有经验。你要是首诊，之前没做过任何检查，挂专家号就是浪费时间。因为一般能挂专家号的，尤其是挂特需专家号的，都是一些疑难杂症，小地方看不了的才到这儿看。人家带着各种化验检查结果，还有以前的病例，我老师会好好看这些单子，寻找蛛丝马迹，争取确诊疾病，然后制定方案，那人家这300元就花得非常值，买的我老师的诊断思路，这个思路是其他医生所不具备的。而你之前什么都没有，什么都是空白，我老师没法去准确判断，只能先开一堆化验单，根据这些单子的结果，再去分析病情，这样，你花的300元特需门诊就会不值。你要是个明白人儿的话，就会在首诊的时候，去挂个普通号，争取早点做检查，然后等检查结果出来，再去预约专家号，去买他的诊断思路。”

听我说了这么一大通，姑娘的气儿是消了不少，跋扈无理的劲儿也收敛了很多，很明显，她从中学到了点挂号的技巧。

首诊挂普通号，省的不仅仅是钱，还有时间。医院里排队等候最多的检查无外乎 CT、核磁、B 超，如果能在这些地方提早排队，没准儿等到下午结果就出来了，还能拿着结果赶着问问专家。

我接着又说：“你还有什么疑问吗？我老师出国了，下周四回来上班。下周四还是贵的那个特需门诊，你要是不愿意，就提前预约下周其他的号，下周还有他的专家门诊。还是那句话，请他看病，记得带好影像资料。你要是不愿意多花钱，现在挂个普通号，让其他医生照着我老师开出的单子再来一份。你带着母亲好好检查下，下周带着检查结果一块儿给我老师看看。”

不知是说到了她的痛处，抑或是击中了她最关心的要点，姑娘再次强调：“我跟你再说一遍，我还真不在乎钱，我在乎的是原则，我该享受的服务。不过看在你说得还不错的分儿上，我可以退一步，给你们条活路。现在已经下午了，你要是能帮我挂上今天的普通号，我就不再找你老师了，要不然，我男朋友也不是吃素的。”

我：“姑娘，我今天也算是个人生涯的忍耐极限了。你等着，我帮你问下同事看谁的门诊卖我个人情，能不能给你加个号，仅此一次，下不为例。”

这边，我打着电话给同事卖人情加号；那边，姑娘的腿像安上了风火轮，拉着男朋友迅速消失在医院的走廊里。

号贩子

嘀嘀嘀，你已经被黄牛小雷达扫到啦

黄牛党的那些招儿，你也用得上

姑娘的号是挂到了，虽然是在她的无理要求之下，不过，这种无理在北京应该不会持续太久了，因为手动加号的政策会逐步取消。

那天回来，我就在反思“挂号看病”这个事情。有的人智取生辰纲，有的人朋友多、人脉广，有人勤奋，有人卖萌，就连今天不讲理的都能挂上号，真是条条大路通罗马。

今天的小姑娘事件，倒让我回想起了前阵在家乡医院的预约挂号经历，那时，我也是帮着母亲挂号看病，亲身体验，才知道挂号竟然这么难。

那是5月的一天，我向导师请了四天假匆匆离京。走的那天，老妈才告诉我，她最近又气短了，这回回去刚好可以陪她一块儿看看病，时间比较紧急，需要明天的专家号。

于是，在火车上，我就开始了网上预约。

打开各大医院的预约官网，无一例外显示的都是“约满、约满”，内心的那股韧劲儿一下被激起来了。我随即给老妈打了个电话，让她明早准备好早起，我们“肉搏”拼号源。

晚10点，我就到了西安北站。从高铁站回家，到收拾完明天老妈挂号的行李，已经将近凌晨，于是转而昏头大睡……

早上4点，好运不错，一出门就打到了车，于是火速前往某三甲医院，4点半就到了门诊大厅。

眼前的景象瞬间让我惊呆了。本想着能占着前二十的位置，谁知排队的长龙已绕了一弯又一弯，4点半才到的我已站在长龙的尾部。

看着前面人头攒动，我估摸着数了数，今天的号可能悬了，挂不上了。

人还在陆续排队，到6点钟，我身后的人群又续成了一条新尾，长龙俨然长了一倍。

6 点半，开始挂号。队伍突然被压缩，人挤人，大家都特别激动，似乎前进 1 米就能挂上心仪的专家号。然而，事实总是残酷的，纵使前面的人都使劲往前挤，大家畅快地前进 2 米，但人头数并没有减少。

从我之前的五个人开始，已经挂不上今天的号了。挂号员示意人们散去，但人们始终还在维持着队形，各种叫骂声跌宕起伏……

我看了一眼老妈，有些灰心，到底是抽身离开在自助机上预约下周的号，还是明早更加勤奋，二战排号？从老妈的眼神里，我看到了“明早再来”，于是，纵然无奈，我俩也准备离开门诊楼。

看着我和老妈灰心地从医院里出来，黄牛马上笑脸相迎：“小姑娘，怎么样，挂不着号了？我这儿有号，你看什么科？这可是大医院的号。”

“跟你没关系，我总会有办法挂到号的。”我没好气地说。

黄牛笑得更夸张了：“小妹妹，就你那两下子，全国人民都会，可还是挂不上号呀。你看，我这儿有大量的号，什么科的都有，我要真没有两把刷子，就不配在这行十来年的闯荡。你可以问问，我在黄牛里也算是行业老大，医院周围方圆十里都是我的辐射范围，这是我的名片，上面有我的电话，提前打电话我还可以给你挂你想挂的专家号。”

黄牛接着说：“小妹妹，我卖给你的号也不贵，普通号300元，专家号500元，这还不够我本钱的。看你来得这么早，不如我做个开张生意，收你个本钱。”

我一下被黄牛的话惊住了，什么，黄牛里也分行业老大、业务骨干，还有名片，最主要的是还接受提前预约？

我顿时心生好奇，想跟眼前这位自夸自擂的大叔好好讨教讨教挂号的技巧。

于是，我打着想要挂号的幌子，对大叔说：“大叔啊，您开的这价钱我再考虑考虑。只是我有一个疑问，您凭啥说我那两下子没用，您的就有用？”

大叔是西北人，直愣愣的，一听说有人怀疑他的方法，否定他十来年的行业经验，火气一下就冲上来了，就像许久没打开的话匣子，一下子摊开，挡都挡不住。

大叔先是斥责我那没用的两下子功夫，说早些年他们也排队，不仅排队，还雇人排队，挣的都是辛苦钱。后来开始实名制购票，就租了很多身份证来一块儿挂号。

原来早上 7 点挂号都有专家号，五年之内，就全变了，凌晨 3 点，甚至通宵挂号抢位才能勉强挂到号。他们的成本一下就提高了，工作时间无限延长，天天上夜班，还不好雇人排队了，所以就开始提价。

后来，医院又出台了什么网上挂号系统，又开始分摊号源，逼得他们走投无路，也开始跟人合伙高科技抢票。又是弄刷票软件，又是特殊渠道获取一批证件，还要下载海量的医院官方 APP，关注医院微信号进行预约，总之就是很麻烦。

为了提高知名度，做品牌，他们开始印名片四处散发，甚至有了开网店帮挂号的冲动。

听到这儿，我已心生敬佩，我怎么就没想到雇人排队，用官方 APP 和微信号进行预约呢？话说北上广深这四个发达城市，一直都是改革示范的前沿。关注卫计委发布的消息，能帮助人们更好地把握挂号的方向。到底是肉搏拼号源还是网上预约，北上广深的动态是将逐步取消加号，窗口售票也只是当天剩下的票源。所以，这么来看，学会上网挂号，还真是一项必备的生存技能。

大叔接着说：“不过，这些年，人们确实有钱了。有钱人多了，也不顾医保报不报医药费，票证人不符的都去看病了。只要是专家号，就不愁卖不出去。我说了你还别不信，我干这行，普通人、慢性病的看我跟过街老鼠一样，特别不待见。”

“我就喜欢跟知识分子、大老板或者重症患者打交道，因为好说话。有一些有钱人买了我的号，还过来感谢我，因为我能让他们出钱就看上病，简便快捷。重症患者，不用多说，也会从我手里买号。当然我也不是落井下石的人，看见实在没钱的人，也就象征性收点，一来不让这号过期作废，二来心里也好过些。”

“至于像你这样的知识分子，就是理解万岁了，我们的苦衷、我们付出的成本相信你也能计算出来。你们上学拼爹，我们挂号卖艺，碰见不愿意加号的医生，还得死皮赖脸再软磨硬泡，平时还得花钱维护人脉。挂一个号不容易，正规的方法医生不加号，我们就把以前医生的加号条不断彩印或者模仿医生的签字，去糊弄挂号员，以假乱真。我们也没办法，挣的都是辛苦钱，而且我这卖艺老本行在这种二、三线城市也就再撑个两三年，马上就该没用了。”

“我们这行当还真是高风险，要不断学习新技术，还要提高情商防记者暗访，被人打、被人骂之后，大家都拍手称快，但是，没我们之后，你想花钱都没地儿给你号。要是真赶上美国那预约制度，看个感冒都俩月之后，真不知道你们该感谢我还是大骂我？”

听完大叔的一番高谈阔论，我顿时心生无限感慨。

临了，大叔问：“小姑娘，你到底要谁的号？看你听我讲这么多了，也算是有缘，250元一个号，怎么样？”

“大叔，您的不容易我非常理解。我提前查好了大夫，您这儿我看了，没他的号啊。大叔，听您讲这么多，您也很辛苦。若您不嫌弃，请您喝瓶可乐吧。”

我委婉地拒绝了大叔，差点没把大叔给气晕。原本以为我逗留时间那么长，是非常有诚意想周旋买号，结果，让大叔着实失望了。

回过头想想，黄牛大叔的许多做法其实都很有启发性。比如黄牛大叔与时俱进，学习高科技与互联网接轨。自从铁道部开始实名制网上购票以来，也出现了不少抢票软件，未来有没有专业的挂号抢号软件真不好说。不过可以肯定的是，供需关系的不平衡性将会主导有关产业的进程，市场的自主机制将会促使人们在挂号问题上研发新科技。我们能做的，就是和黄牛大叔一样，保持着高度的学习心，啥来学啥，比别人快一步掌握新科技。

黄牛大叔的那股韧劲儿和机灵劲儿也是我特别佩服的。

很多时候，我们看到医生门口贴着“今日号已满，不再加号”，就摆摆手无奈地离开，从没想过试着敲敲门，诚恳地问问医生能否再加号，有时候再尝试一把，也许就离加到号不远了。

虽然黄牛大叔的有些方式确实不地道，但解决问题的思路却很实用，当然，并不是所有的黄牛号都能号到病除。

普通的黄牛只知道这是什么医院的什么大夫，就问你买不买，但他其实并不知道这个大夫适不适合你，也不会给你一些针对性的建议，因为他们并不具备医学背景知识。所以，我们要取其精华弃其糟粕，学习他们挂号的经验，补充必备的医学常识，开始有针对性地挂适合自己的专家号。

在买黄牛号前，还要三思，否则就有可能花大价钱买了个并不适合自己的专家号。在购买之前，自己还得做好功课，知道自己所需，才能从黄牛手中买到我们真正需要的专家号。

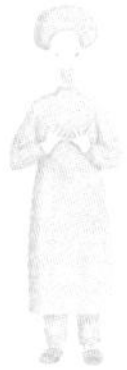

敬老

父母在，不远游，游必有备

老人看病三大难：找不到，挤不动，等不及

回来没几天，老妈的病竟然减轻了许多，虽说呼吸仍然不是很顺畅，但至少不用整宿整宿睡不着，一个劲儿喘憋。

我说：“妈，你的病是不是知道我假期马上结束，催我走呢？”

老妈说：“这你都知道？！我的病是骗子，想你的时候犯两下，有个正当理由把你拉回来。等该送你走了，这病也就痊愈了，没必要再犯下去了。”

听着老妈的玩笑话，我却不免有些心酸。平时都在北京工作、学习，基本上一年就回家两次。一次是春节，另一次大约在年中的时候，每次回家也就待几天，很少有超过一周的。

我也知道老妈的病根本不是想来就来，想走就走。哮喘合并慢阻肺，是有季节性的。一般空气质量一差，天气转凉，家里有点灰尘什么的，都是她喘憋的诱发因素。这两天好转可能纯属巧合，也许，我刚走就天气转冷，她接着就会气短难受，但这些她是绝对不会跟我说的。

所以，老妈的病好只是假象，真害怕我一走，她的病情就加重，还得在柜台旁喘着粗气站着加班，想想都觉得于心不忍。

不行，我心想，我要在走之前干一件事。

就在走的前一天，我起了个大早，带着老妈的身份证就出了门。在去西京医院的公交车上，我把西安各大三甲医院的位置在地图上标注出来，然后设计了最短线路，准备开始一个站点一个站点去办就诊卡。

向北我走到了西京医院，向东去了唐都、西安市第四人民医院，向南办了陕西省肿瘤医院、陕西省人民医院和交大二附院的卡，最后回到城中心，又办了中心医院、交大一附院、交大口腔医院、西安市第一医院、西安市中医院和陕西省医院的卡。除了省妇幼和儿童医院（因为年龄超标），剩下的综合性三甲医院，基本上都收入囊中。

为了将来预约方便，我提前向每张卡里存了 20 块钱，够挂一次专家号、两次普通号。如果将来实在用不着，还可以再退卡、退钱。

仅有这些，还不是最重要的，最重要的是我与每家医院的留影。

这些留影都是有含金量的内涵图，其中有几个地方需要重点抓拍。如医院的整体分布图，从整体分布图中看有几幢楼；再去每幢楼里拍它的内部分布图，尤其要看影像科在哪里，大部分医院在地下一层，少数在地上。基本上拍到这些图后，你就可以转战下一个医院。

影像科之所以重要，就是因为它在疾病诊断中的地位很重要。

西医大夫们很少敢通过望闻问切来诊断一个病，我们对疾病的诊断往往基于一定证据，这些证据大部分由影像来提供。

我们对一个疾病的诊断基本上分两部分：第一就是患者表现出来的症状，但是口说无凭——有的患者对疼痛比较敏感，表现出来的疼那都是五倍于原发症状的疼；有的患者对疼痛不敏感，比如老年人，往往情况很严重还表现得比较淡漠，这其中的问题就需要借助影像技术来解决。

毕竟肚子里是什么情况，还需要眼见为实，于是影像科的 CT、

MRI、X 线就充当了电子眼，通过成像来帮助医生明确患者身体里组织的分布情况：有没有肿瘤占位，肿瘤的性质是偏良性还是恶性，骨骼的位置有没有跑偏，这就是诊断病的第二步，要有影像或者实验室检查的支持。所谓实验室检查，也就是大家所熟知的抽血化验，检验身体里的体液，血尿便常规，包括一些穿刺抽到的液体。

要说影像科的重要性，想必你现在已体会到了，到医院看病，很少有不做检查的，而大部分的检查又是要预约影像科的，所以，早早知道影像科在哪里，就能在得到医嘱单后，立刻奔到影像科的医师那里进行排号。早一个号等于早了 20~30 分钟，因为一个患者拍一个片子从准备摆体位到最终的扫描完成，往往需要二三十分钟。

那么，拍了那么多照片，准备工作已做充足，剩下的就是好好思考一下其中的顺序问题了。举个例子，有的人从没想过顺序问题，走哪儿问哪儿，往往在医院的医生门诊、影像科、药房来回往返，甚至会因为没看到电梯的标识而跑楼梯；有的人就很清楚自己先干什么后干什么，很少折返，这样就省了看病的大量时间。

看着一个个门诊、住院部、影像科和其他医技科的科室的照片，我们最先要做的就是确定路线。如果你还没有挂上号，就更该留意一下，门诊大厅窗口的位置，哪些窗口能挂号，几点能挂号，一进大厅该怎样走，左转右转还是直达窗口？毕竟早上争分夺秒的挂号犹豫一下，很有可能一个专家号就阵亡了。

如果你已挂上号，剩下最重要的就是找电梯位置，看影像科和门诊的位置，确定走哪条路。一般情况，从门诊出来都会去预约检查，小的检查，抽血化验排队很快，看着很长的队伍其实前进的速度也很快，也许 10 分钟你就能从第 10 个排到第 1 个，所以抽血化验等的常规体液检查可以放在后面，最先要去的就是顺着定好的路线，去预约影像科，往往你去的时候，导医台的护士会告诉你前面还有几个，还需要等多久，不管怎样，先把单子给她排上号，基本上前面有四五个人的时候，你就可以考虑先去做一些抽血验尿等的实验室检查，再回过头来等影像。

而影像科成像的片子往往在做完检查后的两个小时内出，血尿便常规的结果也基本维持在两个小时，这样，当你做完这些检查也不用保持空腹了，吃顿饭回来时间刚好差不多。影像科的化验结果在影像科取，而血尿便常规的结果往往在自助机上就可以自行打印，当你拿着这些结果，再次出现在医生办公室的时候，医生就可以对你的病情下诊断，你也就能明确自己到底是什么病了。

这一套流程下来，我们才能在一天的末尾，拿着医生开的医嘱，到药房取回自己的药。

想必对每个人来说，最大的期待就是今日事今日毕，除却看病流程中其他的拖延因素，自己对路线的选择、对检查的先后排序、对科室的位置熟悉情况，也是排号等位中的主要影响因素。

否则，就很有可能，影像科今天的预约已满，需要预约到下周，而因为影像的延误，你还需要再次挂号才能完整看完一个病。

傍晚，我带着沉甸甸的一摞卡和数百张内涵图，满意地回家了。

一进家门，吃过晚饭，我就开始“闭关锁国”，将所有的就诊卡拍成照片，只为这卡上的卡号，将来网上预约可能会用到。接下来就是历时 3 小时的修图大战，因为我老妈有呼吸和消化方面的问题，所以，我把这些医院的呼吸科、消化科、影像科着重进行标记，用汉字放大打出具体位置，包括如何前往的路线图。

比如去西京医院的呼吸科，我会在照片上写着：进门诊大厅后，乘坐右手边的扶梯上 3 楼，再向前直行 20 米，看到呼吸科的牌子，再右拐一直走到头，右手边第一个诊室就是目的地。

码着文字，不知不觉已到深夜。看看明天 10:00 的车票，我终于心安了。即使我远离老妈，也能给她远程挂号，也能让她不绕圈子直达目的地，想想，竟有一种说不出的踏实感。

可能你们觉得办一堆就诊卡是一件晦气的事儿，因为大家都觉得医院是一个晦气的地方，没事儿别去医院。办什么就诊卡，不生病还催着生病?

可在我眼里，这些卡其实是防患于未然。到了老妈这个年纪，从经历五十肩[1]开始，就基本上要与疾病作战了。随着器官的不断老化，医院将渐渐成为他们除了家之外又一个常去的地方。他们其实是一个落后又孤单的群体，在科技社会里，他们大多数人对于网络不熟悉，无法使用电子产品挂号，自食其力就只能早起排号，可他们又到了一定年岁，腿脚无力又行走不便。

说他们孤单，是因为那个年代的父母，基本上都赶上了计划生育，一家就只有一个孩子。为了孩子的前途，他们催着喊着将孩子赶到了北上广深、杜克哈佛，“父母在不远游”似乎在当下变成了“父

[1] 即肩周炎。以肩关节疼痛和活动不便为主要症状的常见病症，本病的高发年龄在 50 岁左右。

母在才远游”。

不过，看着这些沉甸甸的就诊卡和已经排完版的照片文档，我知道，我有能力把健康留给老妈，也有能力做老妈最棒的路线规划师。曾几何时，老妈因为不认识病理科，将取出的标本送去了检验科，差点浪费从胃里取出的三块肉；曾几何时，因为问人问错方向，过了取号时间，甚至白跑一趟。老妈不愿自己去医院，我也理解，毕竟年轻人都常常在医院迷路，更何况是身患疾病的老妈。

就诊行前准备事项

如果想把号挂得快且准，想在门诊看病节省大量宝贵时间，前期工作是要做足的，以下是我当年陪老妈看病的实战经验。

1. 如果你已经挑好了医院，想在这个医院看病，可以提前去医院一趟，这会让之后的看病过程变得简单。因为提前去的这一趟，可以解决三个问题：办就诊卡、拍照和摸索路线。有了就诊卡号你就能方便地进行网上预约（有的医院使用医保卡也可以提前进行网上预约），当然，在很多医院，也可以先在网上实名预约挂号，之后去医院取号顺便补办就诊卡。

2. 如果你不能提前去医院，还可以用电子地图进行搜索，再确定路线。提前在网上用电子地图测量下车站到医院的距离，这样做的目的是，让你能大概判断医院的位置，不会走过头也不会早拐弯，减少了走错路所花费的时间（这一点对于地理位置复杂的医院，尤其是你之前没去过的医院，尤其适用），如果能够教会父母使用步行导航，效果更佳。

3. 找到门诊楼，进入门诊大厅，你首先需要看的是大厅里的科室导航图。对于这张图，值得重点关注的是这么几个地方：

门诊挂号处、信息台、医保办、电梯间、影像科（放射、核医学科）、ATM 取款机、自助挂号机以及你将要挂号的科室。

（1）门诊挂号处

对于没有挂上号又准备在门诊挂号的人来说，“收费缴费挂号”的位置就显得尤为重要，“收费挂号处”几乎在门诊每层都有，你需要知道的是它的位置，这样可以少跑很多冤枉路，也可以省时间。比如，如果你不知道楼上还有挂号缴费处，那么你很有可能在本层的挂号窗口排很长的队，等很长时间，而楼上的挂号窗口有可能空空如也。

虽然门诊挂号每层都有，但是早上 7 点就能开始挂号的往往只有一层的挂号窗口开放，所以一层的窗口位置更重要。

（2）信息台

信息台一般都在医院一楼大厅的正中央，方便患者咨询的。信息台最大的作用：一个是给您指路，另一个是告诉您挂什么科。但是经常患者很多，信息台的医务人员很少，供不应求。

（3）医保办

如果你看了本书之前的内容，就会知道有些门诊检查是可以报销的，有些不能报销。各地医保报销种类是有差异的，但针对这种差异，我们也能用相同的流程来报销。带齐医保证件，在交费前，先去一楼医保办咨询，能报销的即可办理申请手续，不能报销的再去缴费处自费排队，有了先问医保办的意识，就会让我们在就诊中省很多钱。一旦先交费后知道医保还报销，这个费用就相当是自愿自费的，医保办是不会退回报销的那部分费用的。

（4）电梯间

电梯间的位置很重要，如果你能很清楚一个医院都在哪些地方有电梯，相信你会比别人快上许多，一般来说，在医院最中心有扶梯，在两侧会有直梯，如果你善于观察，就会发现还有一些不太明显有些曲折的拐弯处会有一些小电梯，这些电梯常常不为人所知，是方便医生上下班用的。

了解电梯间在哪儿，就会节省你往返不同科室和楼层之间的时间。

（5）影像科

不同医院对于影像科的命名不尽相同，所以，影像科又被称作放射科、核医学科。

影像科的位置很重要，因为医生要诊断患者的病情还需影像的支持。

有的医院影像科的位置在住院部的负一层，而有的就在门诊楼的负一层，这个细节是需要注意的。

不同医院设置不太一样，所以要仔细查看索引图。

同理，B 超作为广谱的一种检查手段，它在医院中的位置也是要清楚的。

（6）ATM 取款机、自助挂号机

它的重要之处在于，能及时让你取到钱而不用跑去银行。

对于患者看病来说，还是有很大比重的患者习惯于现金支付，因为不是所有的门诊缴费窗口都支持信用卡、银联刷卡缴费的，这些窗口只占缴费窗口的一部分，而全部的缴费窗口，都是支持现金缴费的。

所以，如果路遇信用卡窗口拥堵，还有一个办法就是从 ATM 机上取出现金去窗口缴费。

另外，如果你习惯于使用高科技，还可以在自助服务机上进行预约挂号、缴费。

（7）你要挂号的科室

你要挂号的科室是你这次看病的最终目的。

至于你要挂什么科，在本书之前的内容中已做阐述，请参阅。

最后，住院部的楼层分布也是需要一看的，不管是去医院看病人还是帮别人办住院手续，弄清楚分布，也会事半功倍。

提前按照这个逻辑理理你将准备去的医院，准备好要带的证件（身份证、医保卡、之前的病历本、影像资料），有重点地搜集以上图画信息，不管是为自己，还是为父母、家人，提前把看病的一系列事项规划好，免得到时手忙脚乱，防患于未然，比什么都好。

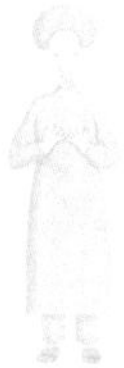

检查

没啥，我们只是需要提前做的工作不一样

请再多憋 15 分钟，之后整个世界都是你的

从西安回来的路上，我一心想着老妈的哮喘合并慢阻肺，一进屋，就开始联网预约挂号。尝试多种途径后，终于在新闻联播的好时段内，连刷三次，刷到了西京医院呼吸内科的专家号，至此，老妈的呼吸问题算是有了着落。

不过，问题又来了，面对明天可能进行的检查，今晚的老妈该怎样准备呢？到底该不该吃药？不吃药，怕她今晚气短；吃药，会不会影响明天的检查？

我还在琢磨呢，老妈那边打来电话：“宝贝，妈这药今天吃完，就只剩下一盒了，你能在医院开点药，给妈寄过来吗？”

我：“妈，合着你已经吃过药了？”

老妈："噢，你咋忘了妈吃药的时间？妈的药都是早晚吃的，不是早上一大早吃药，就是晚上赶着新闻联播的点吃药。"

我："好吧，妈。吃了就吃了，我给你挂上专家号了，预约的是明天上午 9 点的时段，记得带好证件早点过去别爽约了，怎么走我都发你手机上了，明天照着这个走就行。"

老妈："谢谢宝贝，妈明天跟你娟子阿姨倒个班。"

其实身为医生和病人家属，考虑问题的角度是完全不同的。就像一个东西向的隧道，医生习惯于从东进，带着医学气味的阳光探进隧道；患者习惯于由西入，带着自身的价值观深入隧道。当"医学"碰上"价值观"，这个隧道才算通透，无论哪边的光线太强，都会让另一方望而却步，睁不开眼。

犹记得当实习医生的时候，在各个科室疯狂轮转。外科对于女生来说是一个只可远观、不可亵玩的科室，因为在那里轮转，不仅手术时一站 10 多个小时，站到两腿抽筋，拉钩（手术过程中为了扩大视野，需要用器械拉开肌肉，简称"拉钩"）拉到头晕眼晕，还要跟着老师出门诊，做指诊。

我第一次做指诊，对象是一名高中生，他肚子疼，便血。

老师在一旁一直给我使眼色，让我淡定点，要像个老大夫一样沉得住气。

高中生倒是很自觉，一来就直接躺在了检查床上，不幸的是，他正反面躺反了。

我说：“同学，麻烦你脱了裤子，趴在床上。”

高中生吓得一个寒战：“我就是肚子疼，便血，指诊不是用手揉肚子吗，怎么还脱裤子呢？我能不能不做这检查了？”

我说：“可以。不过为了你的病情考虑，你还是做一下吧。不疼不痒，而且70%的低位直肠癌都可以通过指诊发现。”

一提到癌症，高中生脸色都变了：“大夫，我还是做吧，就是觉得有点丢人。”

我一脸正色道：“同学，医院里没有男女性别，只有医生和患者。”

其实第一次给人做指诊的我，也要克服很大的心理障碍。虽然手套都戴双层的，石蜡油也给得足量，但是隔着两层手套，还是可以感觉到软软热热以及肛门紧缩。

我说：“同学，别紧张，放松一点。”

高中生捂着眼，一副生无可恋、万般无奈的样子，想尽量放松。

我这边又何尝不是在愁苦之中。当手指在直肠里打转，触摸肠壁的时候碰到屎块，一个激灵，硬是被我淡定的外表给生生压了回去。

很多时候，患者在忍，医生也在忍。

我说："同学，检查结束了。你有内痔，你之前不知道吧？有没有出现过间歇性的便后滴鲜血？"

高中生扭着头，都不直视我："嗯，大夫，是有便后滴鲜血的情况。您别说了行吗，我现在想上大号，刚刚差点憋不住。"

我："同学，十人九痔听说过吧？痔疮特别普遍，你以后少吃点辛辣刺激的，有点痔疮不影响日常生活……"

还没等我说完，那孩子就拿着单子拔腿走人了。

其实当时我还是想提醒一下他，以后再做指诊，一定要记得提前清理一下"内存"。因为指诊本身就对肛门括约肌有一定的刺激，万一这肌肉不听指挥，括约了呢？再者，就算肌肉很听话，但是满存的肠道也很容易"拔出萝卜带出泥"，搞得双方都很尴尬。

其实，在医院，类似的检查还有很多，我们都应该为明天的检查做好准备工作，这样既能让检查过程更加顺利，也能让检查结果更加明晰，而这些准备，其实是有迹可循的。

对于一些侵入性的检查，比如抽血、穿刺、取组织，需要患者做的，是保持原始状态。这就相当于凶案现场，你保护好了，医生们采集回去的标本才有分析的意义。

这些检查常常需要患者在前一天晚上 10 点之后就不要再进水食，因为再吃再喝就会破坏内环境的稳定。

一提到禁食禁水，老百姓会以为不吃饭算禁食，不喝水算禁水，所以不吃饭吃两斤糖炒栗子算是禁食，不喝水吃一整块儿大西瓜也算禁水。

这样的想法，老妈也曾经有过，只要没正经吃饭喝水，就算是禁食禁水了。

可实际上，这样做出来的检查结果是不准的，相当于白做了。

因为喝水会稀释血液。血液的浓度在一定范围内时，血液中的某些细胞数量可能会出现异常，但是你往里面掺了些水，浓度就会降低，异常的细胞数也变正常了，实际上是在误导化验结果，所以，化验血之前需要禁水。

如果要测血液中的一些生化指标，例如酸碱、血糖水平，那么你吃的喝的，都将通过肠道吸收入血。不吃饭是为了不干扰血糖，但两斤糖炒栗子还是能将血糖源源不断输入你的体内，那么你化验的空腹血糖，实则就变成了餐后血糖。血糖水平升高，很容易被误会是二型糖尿病，所以，为了不影响这些指标，我们需要禁食。

而对于一些非侵入性的检查，顺着人体自然管道下去，需要你保持道路通畅，也就是说，你要清理一下“内存”。

人体常见的、能跟外界接触的地方无非三个：一个是呼吸的气管，另一个是排尿的尿道，还有一个就是贯穿始末的消化道，起于嘴，终于肛。

气管里一般问题不大。如果做肺功能相关实验，若是吃了扩气管的药是会影响检查结果的，让结果从良变优。如果做支气管镜实验，一般就没啥需要你特殊准备的。因为气管里面存的都是气，气是无色透明的，不会影响气管镜的观看效果。

但是胃镜、肠镜或者膀胱镜，做之前都会要求患者清理内存。胃镜，是怕胃里有食物，所以前一天晚上尽量吃些清淡易消化的，米粥是个不错的选择。

肠镜，是因为绵延 1 米左右的镜子要从肛门迂曲前进到盲肠与阑尾的交界处，而整个大肠基本的作用是储存粪便，所以做肠镜的前一天会要求患者用泻药排空大肠。

最后膀胱镜，则是从尿道进去看看膀胱有没有异常，需要做的也是清空尿液，保持膀胱的清洁。

其实，需要你提前做准备的检查也就是这几项。至于影像方面的检查，一般对患者没有过多要求，除了有些要求憋尿的 B 超检查和需要服用造影剂的影像检查。

早些年在妇科轮转，就碰上过一个憋尿的妇女。看着她始终自言自语，猛掐大腿，我预估这位妇女憋得不错，可以做 B 超了，谁承想躺到床上才发现憋尿憋得还是不够，还不到 500 毫升（相当于一瓶可乐）。

一般憋到 300 毫升（相当于一听可乐）以上，膀胱的压力感受器就开始放电，人就会感受到尿意；能憋到 500 毫升以上的都是不折不扣的勇士，真汉子。

其实妇科检查，要求 B 超憋尿，真不是为难患者，而是跟机器的工作原理有关。

B 超借助的是声波的反射，但是子宫的位置却处于一个前后夹击的位置，前有膀胱，后有直肠，这个夹心的位置使得子宫并不容易被区分开，所以，膀胱需要憋尿。当尿液充盈整个膀胱，里面没有空气，而子宫里还是有空气的时候，声波会在液体、气体交界面发生反折，B 超大夫也更容易判断出子宫的位置和形状。

所以，那位女士，请再多憋 15 分钟，之后整个世界都是你的。

对于需要服用造影剂的影像检查来说，就相当于给身体打了高亮，显摆了身体的内部结构。至于怎么显摆分为两种：一种是需要扎一针，打在血管里；另一种是不疼不痒，让你喝“嗨”的。

扎针的大多是看实质性的器官，比如肝脏、肾脏，而喝造影剂的，一般看的都是空腔器官，例如消化道的钡剂灌肠。

这些造影剂进去，主要是为了贴附在血管里或者消化道里，再通过拍片，来看看血管或者消化道的分布，有没有缺损，长没长好。所以，你需要做的还是保持消化道的通畅，别留有库存。否则，造影剂就会和库存混合，形成一种拧巴的图案，容易让阅片医生误判断为恶性疾病。

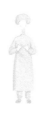

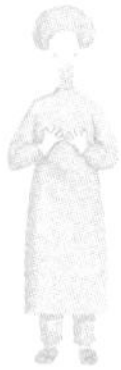

急诊

这个节骨眼儿闹腾，家属你太狠心

每一场医闹，都在吹散生命之火

医生总给人一种高高在上、很忙很冷的感觉，但其实并非全都这样。

我们也是有血有肉的人，吃的是五谷杂粮，喝的是统一标配白开水，追的是足球先生齐达内，我们其实就是普通人。医生的职业是和时间赛跑，10 个字恨不能 5 个字说完，5 个字恨不能文言文代之。我们并不高冷，内心的温暖都默默浓缩在了即将出口的那几个字儿上。

今天上班，一进急诊大厅，就被大哥点将：“小赵，来了。今天缺人先抓个壮劳力，快跟我去接个病人。”我二话不说放下包，就随着大哥去了。

救护车送来的是一个神志淡漠、大汗淋漓的中年男性，随着救护车来的是他的妻子。他的妻子十分慌张，泪如雨下，根本没办法清晰讲述她丈夫的情况，一句话里三分阐述七分抽泣。听完妻子简单介绍了下她丈夫的情况后，大哥的第一反应是：重症，马上抢救。

“小李，你在外面继续问病史，其余人跟我走。”一进抢救室，里面的时间就好像按毫秒计算，每个人都三头六臂，手脚麻利。大哥在进行气管插管，护士姐姐一边推心电监护，一边准备着阿司匹林、硝酸甘油和大静脉置管，另一个护士姐姐在准备着除颤仪、萨博机，开始抽血气查心肌酶。

这是一个急性心梗的患者，来的时候心跳的节奏已乱，出现了短阵室性心动过速，由于心脏的节奏紊乱，心脏射到大动脉中的血量也成了问题，少之又少，于是动脉血压下降。这位男士的收缩压现在已掉到了 90mmHg[1] 以下（一般情况下，正常人的血压维持在 120/80mmHg 左右，也就是收缩压在 120mmHg，舒张压在

[1] mmHg 即毫米汞柱，是血压的计量单位。

80mmHg），并且四肢湿冷，出现了一些休克的体征，又由于血射不到动脉就会瘀滞在肺脏和静脉系统里，于是这个患者还呼吸困难、肺水肿、颈静脉怒张，出现了心力衰竭的症状，情况不容乐观，每分每秒都在和死神赛跑。

抢救进行了 20 分钟，可这位男士还是依旧纹丝不动，没有自主呼吸也没有心跳。10 分钟前，心电图还显示短阵室性心动过速，此时已呈室颤样式的乱波，要知道出现室颤后，心脏近乎没有射血能力，因为颤颤巍巍的高频室颤样波是没有办法让心肌正常收缩和舒张的，于是，原本一缩一放像一个抽水泵一样不断把静脉血吸进来排入大动脉的心脏，现在却形同虚设，俨然就像一个静态的容器，排不了血，导致血液瘀滞，患者的情况还在不断恶化。

病危通知一份又一份下达，门外病人的妻子情绪激动，几次推开抢救室的大门，往里面探望。

由于一直有 120 或 999 送来病人，也有从急诊分流到其他诊室的患者，所以急诊室的大门近乎开放状态。虽然门上写了“家属在门外等候”，可依旧有不听劝阻心急如焚，硬闯急诊抢救大厅的患者家属。

这位男子的妻子就不顾护士的阻拦，趁着别的救护床位进出，顺势闯进了大厅，直接奔着我大哥来了。由于重症抢救在大厅的最里面，是独立的分割区域，所以女子即使进了大厅，也进不去最里面，索性就在大厅里嚷嚷，吵着要见她的丈夫。

鉴于急诊室里还有其他的病人，护士急忙过来劝阻，可是女子态度强势，就是寸步不离诊室，嚷嚷着必须要见大夫。

我大哥无奈，被迫走出重症抢救区。

女子：“大夫，我丈夫怎么样了？你们把他救过来了吗？”

大哥：“正在全力抢救。”

女子：“大夫，你倒是说清楚呀，我丈夫什么病？人还在吗？”

大哥：“相关医生等会儿会给您详说。”

女子：“他可是跟我过了大半辈子的丈夫，没了他，我一个人可怎么过啊？”说着又开始抽泣……

大哥：“我们会尽力抢救，请您先出去等候。”

回到里面，大哥让我出去跟家属说明一下患者的情况，因为患者出现了休克且胸痛心梗症状已持续了24小时以上，不能立刻安放支架，需要先溶栓，可溶栓也是很有风险的一种抢救措施，需要患者家属签知情同意书。

我跟家属阐明了患者情况，女子的情绪愈加激动，甚至将矛头直指大哥的技术水平，要求现在就要转院，说着还打电话叫人帮忙。

其实人在情绪激动的时候，很容易因为不理智而做出错误的决定。大哥在急诊室工作多年，非常有经验，每次遇到危重病人，几乎都是拼尽全力去抢救，真的是在跟死神抢人。可是很多时候家属的冲动和不理解，很大程度上是在加剧病人抢救的风险，因为病人情况危重，离不开机械通气、胸外按压和输液补液，这里每一个环节都需要医生争分夺秒，全身心投入。

胸外按压强调的是连续有力的按压，在转诊过程中，在搬运患者时，这中间的诸多步骤都会使得胸外按压间断，不能连续，造成患者情况的恶化。况且现在患者已全身广泛高凝，亟须溶栓，否则血管里都是血栓，大脑就会缺血缺氧，发生脑死亡，要知道大脑缺血 6 分钟后，脑细胞就会发生不可逆的损伤……

得知这些，女子也有点不知所措了，一改之前的强硬态度，不过她也没有立刻同意溶栓，依然在不断给懂医的亲朋好友打电话，征求意见。其实在这种情况下，就算你的朋友是名医圣手，但因为不在现场，不能直接为患者诊断，同时患者的病情瞬息万变，也导致他们很难远程给予及时有效的建议。这个时候，患者能够信任和依靠的只有接诊的医生。

时间在一分一秒地过去，诊室内大哥一直催促，我再次提醒女子要尽快做决定，再晚一点就怕是做了决定也无法逃离悲剧的命运。

女子终于签了同意书。急诊室内，大哥立刻给患者用上尿激酶溶栓，我们都在期待患者血压回升，体温回暖，血氧饱和度提升，心电图出现正常的窦性节律，然而，患者的病情却几番波动，心电图的室颤波仍旧存在。

大哥下令，再除一次颤，用150J的双相电波。伴随着又一次电除颤，男子“哼唧”了一声，开始腿脚乱动。这边我们继续胸外按压，那边护士不断稳定患者，将患者的手脚跟抢救床进行固定，因为患者此时已插满了管子：尿管、气管插管、深静脉置管，胸壁上也连着12导联的心电图。

终于，在完成5个周期的CPR[1]后，患者的情况开始有了好转，心电图开始出现窦性节律，随着补液和溶栓的进行，血压也在逐渐

[1] 即心肺复苏术(Cardiopulmonary Resuscitation, CPR)，是一种救助心搏骤停病患的急救措施，通过人工保持脑功能，直到自然呼吸和血液循环恢复。

上升，患者的意识开始恢复，不由得发出了一点呻吟声。

谁知，此时患者的妻子再度闯入急诊室，这次是带着她 20 多岁的孩子。听到丈夫的呻吟声，女子开始大喊大叫，怀疑医生在折磨病人，并不顾护士阻挠，拉着孩子径直奔向重症抢救室。

抢救室内，大哥和同事们还在满头大汗、争分夺秒地把患者从死亡线上往回拉；抢救室外，患者的妻子和儿子差点把重症室的大门踢破。

好不容易，患者血压回到了正常值，情况趋于稳定，准备送进导管室介入放支架。

门一开，女子就拉着孩子冲了进来。看到浑身插满管子、手脚还跟抢救床固定的丈夫，女子不顾我们的多方解释，还是满腹怨言，大吵大闹，患者的儿子甚至动手推人。

刚刚经历了一场战斗的同事们心都寒到了极点，冷冷地看着眼前的一切。大哥此时也按捺不住情绪，气愤地说：“如果你们刚刚把门踢破，硬闯进来，你丈夫的命今天可能就葬送在你们手中。”

其实大哥说这话是有根据的，一周前，也是急诊，一个老太太突发心梗，时间紧急，情况危重。她的女儿是工程师，自恃学历高，见识广，每签一份协议都要问清缘由后果，并且反复给亲友打电话，谨慎斟酌。

大哥多次催促该女子抓紧时间，可是女子觉得医生这样催促是想推卸抢救风险、推卸责任，于是大哥越是催促，女子越是满腹怀疑，完全不理会医务人员的解释和劝说。

然而，风险并没有因为女子的细致而降低，时间却因女子的谨慎而消耗殆尽……

我永远也忘不了那晚大哥付出百般努力可依旧无力回天，也忘不了那晚诊室里女子的哭声，撕心裂肺！

当亲人命悬一线，生命开始和时间赛跑，有多少个瞬间是因为我们的犹豫而耽误了最佳治疗时间？有多少个瞬间是因为我们自己的不安全感，对医生的不信任，才使病情几番延误，雪上加霜？

我们总是在质疑医生是不是称职？可我们自己又是否是一个称职的病人呢？

当我们踏进医院，是应该把自己完全交给医生，信任医生，还是应该跟医生不断据理力争，纠缠不休？

诚然，医院里陌生的环境，白色的格调，会让每一个来看病的人都紧张不安；大夫的三言两语，简化交流，会让你对他们产生负面印象；知情同意书上各种可能后果又会让你浮想联翩，毛骨悚然；这些都可以理解，但是面对生死关头，医生其实和家属的心情一样，甚至更加迫切让患者回复生机，恢复健康，每一个生命的逝去都会给当事医生带来强烈的挫败感和深深的无奈。

医疗领域，向来复杂。每种药、每种治疗方法，在治病的同时，也会致病；专业方面的权衡，各种适应症与禁忌症，要相信医生会把利弊把握得更好。但世上难有百分之百绝对的事情，风险是一定存在的。做好承担风险的后果，坦然面对随后的情况，充满信任地把自己交给医生，做好和医生一起并肩作战的准备，也许是当下求医问药的最好心态。

对于医生来说，他们最需要的也许就是这份“信任”；对于患者来说，最需要的就是诊室外家属冷静理性的支持；对于家属来说，最需要的也许恰恰就是信任医生之后的快速决断。医生、患者和家属齐心协力，如此，生命才有可能一次次创造奇迹。

在这个过程中，医生感受到家属的极大信任，才敢在目前医学发展有限的情况下，最大限度发挥自己的医学能力，为患者奋力一搏，争取最后一线生机。

在统一战场并肩作战，很多医生和患者事后会自然而然成为朋友，这种朋友称得上生死之交，你把生命托付给我，我就会为这份沉甸甸的信任去拼尽全力。

有了医生朋友，出于职业习惯和相互情义，他们不免会在平时的生活中提点一二，尤其在关键时刻，还能为之把握生命的方向。

生命，铺开来看，在关键的节点上，那是一个点儿都不能走错，走错一个点，生命就有可能终结在这个点上，所以，从这个意义上来说，有一个医生朋友为你的生命在关键时刻掌握方向盘，是我们每一个人都非常需要的。到底是“抓紧时间送医院”还是“淡定休息静养就好”，是“迅速在电话那头指导你进行胸外按压”还是“告诉你快舌下含服硝酸甘油”，他们十几年的专业素养，会在关键时刻为你排忧解难。

医保[1]

省钱大招，缴费前先去问门诊医生或医保办

致那些年因为不懂医保而多花了的冤枉钱

老妈看病那天，本想着九十点的时候，才会收到她打来的报平安电话，结果刚到 8 点，老妈的一个电话就打过来了：“楠楠，我问问你，我这门诊看病，医保报不报销？”

“有门诊医保报销的。就拿北京来说，全国的医保靶向标，它的门诊医保是有门槛的，够级别才报。

“常见的在职职工医保报销的起付线是 1800 元，退休医保的起付线是 1300 元，城镇居民和小朋友的起付线是 650 元，门诊医保

[1] 鉴于医保政策时有调整，书中涉及医保的具体金额和细则以当年当地公布的政策为准，书中内容仅供参考。

上限封顶是两万元。各地的门诊起付标准是不同的，具体多少需要你去门诊一楼医保处问问。不过我估计你将要做的检查花不了多少钱，用不用医保都没太大关系。

“再多说一点，医保的报销起付线是可以累积的。也就是说，一个在职员工，在新的一年1月1日第一次看病花了800元，由于不够起付线，医保是不予报销的。而他如果在后来又进医院做了1000多元的检查，两次累计加起来已够在职医保1800元的起付线，所以，第二次的检查是有资格参与报销的，至于能不能报，还要看花费的项目在不在医保报销的范围内，总结一句话就是，交钱之前先去医保办或者门诊大夫那里问问能不能报销。”

“得得得，别跟我说一大堆我听不懂的。今天早上要是没碰见你刘阿姨，我都不知道化验还能报销。你刘阿姨上次去门诊做胃镜都给报销了一部分，我做胃镜的时候都不知道有这个政策，这不是花冤枉钱嘛。今天还挂了专家号，待会儿万一让做检查，我这得花多少冤枉钱。咱该花的花，不该花的一毛都不能花。你快给妈出个主意，现在咋办？”

我：“妈，我估计你待会儿就做个肺功能，不会太贵，为这再跑一趟家，不值当的，而且错过叫号也不好啊。你先让后面人进去，我给大姨打个电话。”

大姨平日里就是个热心肠，没事儿就爱帮人忙，一接到我的电话，就把家里的医保本儿都带上了，加上遗传了姥爷步子大、走路快的特点（我小时候经常把她叫作“哪吒阿姨”），大姨半个小时之内就赶到医院，和老妈胜利会师。

后面事情的发展都是大姨一字一句原封不动转述给我的。

进了诊室，今天看病的专家是戚大夫，只听他问道：“怎么不舒服啊？”

老妈说：“就是气短，之前也检查过，病历本在袋子里。”说着，就把袋子里的病历本拿出来了。

戚大夫熟练地翻开了病历：“我看你病历上写的是气管炎，医嘱上开了些消炎药，没效果吗？”

老妈：“药吃了不少，喉咙还是吱吱地叫，气短。每天凌晨 4 点左右就坐起来喘气，不能平躺着。”

戚大夫：“这症状有多长时间了？”

老妈：“老早就开始了，小时候家里孩子多，管不过来。我 7 岁的时候得了肺炎没治好，之后就一直气短。年轻的时候身体还能扛，现在身体不行了，扛不住了。”

戚大夫：“今年多大了？”

老妈：“我 1962 年的。”

你看看我老妈这回答方式，多么委婉，永远都没有直答结论，还需要专家在百忙之中做做心算口算。还好遇上的戚大夫性格和蔼，没准儿换个医生就会不耐烦了。

戚大夫：“这样，我给你开一些检查，你做过之后，拿着结果来找我。”

“大夫，这检查贵吗？给不给报销？”

戚大夫：“门诊的检查报销？我还真不是很清楚，你问问一楼医保办的人，他们知道。”

大姨拉着老妈从门诊里出来，姐妹俩开始密谋，怎样能少花钱看病。

这姐俩的聪明才智在此刻体现得淋漓尽致。

大姨拿着她公公的离休医保，对我妈说：“姐，待会儿用这个去开药，基本全报。”

没错，离休医保基本上全额报销。离休和退休医保还不一样，虽然只差一个字，但待遇完全不同。

离休医保指的是 1949 年之前参加工作的人士，达到离职休养年龄，实行离职休养的医保，这种医保除了政策里自费的项目外，剩下能报销的都全额报销；而退休医保指的是 1949 年之后参加工作的人士，按规定退出工作岗位，申领养老待遇的医保，这种医保是按比例报销的。

虽然各地的医保政策略有不同，但这种不同主要体现在报销的比例、起付线和封顶金额上，主要是数字的变化，对于名词的定义基本相同。

大姨的公公是在 1949 年之前参加工作的，所以自从离休后，看病可是一分钱没花。

听着她俩的商量，我忙在电话里说：“大姨，你公公是男的，我妈是女的；你公公 80 了，我妈才 50 出头，明眼的大夫，姓名可能没工夫去核实，可男女老少还是不会搞错的，咱就别投机取巧了吧？”

大姨：“你看你，那不是为了省钱吗？我还带了我的医保本，反正我俩长得像，让你妈用我的。”

大姨的医保是职工医保，我妈的医保是居民医保。论资排辈的话，我妈的医保辈分低。从北京地区来看，居民医保的门诊报销比例只有 50%，而职工医保算是辈分比较高的医保，报销比例是 70%。

我也查了查西安地区的医保政策，跟北京差不多。

许久，回过神来听着大姨幼稚的想法，我说："大姨，你以为人家结算中心的人傻呀？！挂号挂的是我妈的名字，交钱的时候医保本也得跟这票证人统一啊。你俩虽然长得像，可是名字还差一个字儿呢。"

听我这一通说，我妈急了，拿起电话就说："楠楠，那你快用你姨的名字，再挂一次号，我这不是就能用你姨的医保了吗？"

我："妈呀，您先别急，每种医保它报销的种类都不一样。现在看病人多，你要不先交钱预约，排上队了，再去问医保处。如果能报，看能不能退给你钱（即做检查的费用）。"

不问不知道，一问吓一跳，门诊的这些检查居然还真能报。相信 80% 以上的人都不知道，想想以前自己自费出的人民币，还真是有一种淡淡的忧伤。

我也就这些检查问了问我们院的医保科，像门诊常见的检查：B超、CT、磁共振等，这些其实都是可以报销的，当然更多具体细节比如报销比例还要以当地医保政策为主。

回过头来，我想了想之前跟老妈说的，也是头脑简单，看这馊主意出的，还想让别人退钱，真是 too young too simple（太年轻，太天真）。

如果你之前和我一样，不知道有这个政策，想现在拿着医保卡去追回自己之前多付的费用，那已经不太可能了，因为历史是不可能更改的。要想报销，在交钱时就要带着你的医保卡提出申请，事后的都不算账。

另外，有关冒用医保卡和出借医保卡还要多说两句。

《医疗保险监督管理办法》明确规定，冒用他人医疗保险凭证属于违规行为，同样，出借医保卡也属于违规行为。可当时我妈和大姨都不知道这些规定，差点因无知而违法。事后我看到这些规定，后背也直冒冷汗。

我刚做好挨批的准备，老妈那头已狂轰乱炸："看你出的这馊主意，人家不给退钱。你以为妈赚钱容易啊，白白浪费了 100 多块。真是的，怎么做事儿这么不让人省心呢。”

我说：“妈，等等，你说的什么意思？什么叫白白浪费 100 多块，很明显要浪费 200 块开外，你是不是有啥事儿瞒着我？”

老妈：“别管浪费多少钱了，反正就是浪费，浪费就是不应该。”

听我妈这语气，如果让她知道浪费翻倍，她的暴脾气则更会翻倍，结果，她居然绕开了，此处必有蹊跷……

不出所料，老妈和大姨上演了一出“省钱”的闹剧。

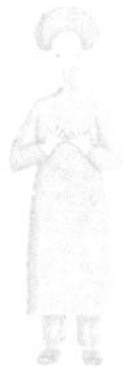

医患纠纷

误诊 VS. 医疗事故

即使一流的医院也有 20% 的误诊率，真正的委屈其实是“医术不佳”

当大姨带着老妈做完了检查，拿着结果单再次叩响戚大夫的门。

进去之后，戚大夫拿起老妈的检查结果，左看看右看看，对大姨说：“你们是不是少拿了一个结果？”

这哪里是少拿，分明是大姨和老妈“自作聪明”的结果。老妈认为自己几个月前做过一次肺的检查，现在又让她做一次检查，而且还不报销，就是浪费，不愿多花钱。戚大夫开了两个化验单，一个是支气管舒张实验，另一个是肺功能。两人也看不懂这检查是啥意思，反正价钱差不多，就挑兵挑将，选了其中一个去检查，然后就想让大夫开点药回去吃。

多么“头脑简单，四肢也不发达”的想法，我不知道戚大夫当时的表情是怎样的。如果是我，我肯定会好好教育教育她：少吃一个月的肉，钱不就出来了吗？不过，戚大夫最后还是结合老妈的症状和以前的病历报告影像片，做出“慢性阻塞性肺病”的诊断。

慢性阻塞性肺病，简称慢阻肺，是一种特别常见、多发于中老年人的病，很容易引起后期的肺大疱、肺心病或者自发性气胸。

“这么说，不是气管炎了？”老妈问。

戚大夫斩钉截铁地说：“对，不是气管炎，而是慢阻肺。从你的描述中，我怀疑你早期是哮喘，后来发展为慢阻肺。至于是不是哮喘合并慢阻肺，你没做支气管舒张实验，我也没法下诊断。我先给你开点药，你先用着，赶紧缓缓你的气。你真能扛，都中度了才来看。”

我妈现在已被愤怒包围，在她的认知里，她觉得原来那家医院在欺骗她，给她诊断错误，开药也开错了。吃了一个月的抗生素，害得她现在病情严重，呼吸困难，想着想着，就气不打一处来，情绪一激动，就又喘上了。

戚大夫说：“赶紧开药去，开了就去旁边的诊室有人教你吸，一吸气就顺。”

这不，大姨什么都顾不得了，踩着她那风火轮般的双腿，以十倍“哪吒”的速度，消失于人海之中。不一会儿，又风风火火拿着多索茶碱、沙美特罗和噻托溴铵粉吸入剂上来了。

打开这些粉剂，旁边就有个医生演示给老妈怎样吸药，老妈立刻就用上了这些扩气管的药。犹如一个气球被扎了个窟窿，老妈肺里的积气，随着气道的扩宽，一并涌出。如果此时能给它配音的话，我相信是“哗啦啦啦”。

老妈成“桶”状的胸廓，也比平时小了一些，因为积存的气量排了出去。

“好久都没有这样畅快地呼吸了。”老妈说，“专家还真是专家，药到病除啊。”

至于刚才的气愤、憋在心里的怨气，也随着淌出来的气体渐渐销声匿迹了。

老妈说：“人就是在难受的时候，更加容易激动生气。尤其现在的难受是因为当初那个大夫没把病看好，不过现在总算找对药了，让气变顺。几十年都没这么舒服地呼吸，我现在只想好好地吸气，不太想再折腾费功夫告状了。”

老妈倒是开明，但是我和大姨不愿意了。她心疼她姐，我心疼我妈。我虽然不会对那个大夫进行人身攻击，但是那个大夫的诊断失误，也实实在在让人无法接受。气管炎和慢阻肺，多么好鉴别的疾病，《内科学》翻开第一个病就是它，竟然还给误诊了。

以前我都是站在医生的角度看待医患纠纷，总觉得那些打人的患者家属情绪过于激动，一激动就容易做出错事，总觉得自己才是弱势群体，拿着衣不蔽体、食不果腹的工资，干着夜以继日、废寝忘食的工作，到头来还遭患者的辱骂，着实委屈。

但现在才觉得，这些都不算真正意义上的委屈，只有在体会了自己最亲的人经历了误诊，你才会觉得真正的委屈其实是“医术不佳”。

患者作为求医问药的弱势群体，来医院看病，最大的心愿就是把病看好。可能会因为不懂想多问两句，会为了并发症而对治疗犹豫不决，也会因为医疗知识的欠缺，导致只看结果不看过程，但这些出发点都是为了把病看好。

医患在一起其实是一个帮与被帮的关系，从本质上说，这里面没有基本矛盾，应该是一个和谐的整体。但碍于疾病太多，能解决的问题太少，所以，医患之间的矛盾才会日益凸显。

当了患者，会特别希望医生能够力学笃行、业精于勤；当了医生，会希望患者能够只说重点，节省时间，双方的重点在于沟通讲理，而不是“只给结果不解释”，也不是“直接动手不讲理”。

老妈的误诊，虽说没有多大的损失，并没有造成器官损伤，但这次误诊无形中耽误了老妈的治疗时间，让老妈的肺部又充进了很多气体，导致老妈肺的密度减小，气管和肺泡被空气充盈，管壁的收缩力差，难以呼出气体，导致呼气性呼吸困难，总体损失 =1000 块钱的抗生素 + 消耗的时间成本。

老妈吃抗生素吃了一个月，很容易培养细菌，促使细菌变异。尤其是医生给老妈开的还是三代头孢这种高级的抗生素，而一旦细菌变异变成耐药菌，是很棘手的，就只能再上更强大的抗生素，然后就是冤冤相报何时了，直到抗生素的研发进度慢于细菌变异，最后细菌占上风。

同时如果气体在肺里存多了，一个个肺泡就会被吹起来，圆鼓鼓的。本身肺泡与肺泡之间走的是电路、水路，也就是神经和血管，但是气体一多，房间扩容，压扁了电路和水路，尤其是水路，会变得水泄不通，这就是难搞的肺心病。肺坏了，压扁了肺里的血管，心脏里的血就从肺里过不去，因为心脏的血和肺里的血是上下游的关系，右心室出来的血先进肺里进行氧合，得到氧气的血再回左心，所以一旦肺血管被压扁，左心就会缺血，右心就会瘀血，于是右心室会被撑大导致功能不全，最终变成右心衰竭甚至全心衰，这也是大多数肺心病的晚期症状。

我尝试着用“即使一流的医院也有 20% 的误诊率”来安慰自己，但这种低级误诊，还是很让人恼火。就像你搓澡太用力搓出了血点，医生却说你是过敏性紫癜一样，是个人，玻璃心都会哗啦啦碎一地了。

大姨说：“不行，要告她，看我姐那难受劲儿，那大夫这是造成医疗事故了吧？”

我也觉得气愤，于是立刻帮大姨远程支招，查阅资料。

在收集资料的过程中，我才第一次认清了医疗事故的定义，我尝试着对号入座，却发现我眼中的“误诊”和“医疗事故”貌似没法对号入座。

“误诊”在日常的医疗环境中很常见，但不是所有的“误诊”都能达到“医疗事故”的级别。

鉴于各方面的客观因素，如疾病的早期症状不明显，特殊而又复杂少见的疾病，因医疗技术水平、设备条件的限制等发生的假阴性、假阳性的失误，都不能笼统地认为是诊断方面的过失，也就是说不能笼统算作误诊。

和大多数患者家属一样，我早前的认识是诊断失误就是医疗过失，现在再看，这种认识未免有失偏颇。

“医疗事故”是医疗机构及医务人员在医疗活动中，违反医疗卫生法律、行政法规、部门规章和诊疗护理规范、常规、过失造成患者人身损害的事故。

而事故的等级划分，则需要结合法医学鉴定或者病理检验结果来评判。一级医疗事故是能造成患者死亡或重度残疾，比如植物人状态、极重度智能障碍、不能恢复的昏迷、靠呼吸机维持的生命、四肢瘫软肌力0级的患者。二级医疗事故是能造成患者中度残疾、器官组织损伤的事件，比如器官严重缺失、严重畸形、生活大部分不能自理。三级医疗事故是指患者轻度残疾，组织器官一般功能障碍的病例。四级医疗事故算是最轻的一种，一般生活均能自理，没有医疗依赖。

不仅如此，若为医疗事故，还要判断医疗过失行为在医疗事故损害后果中的责任程度，医疗事故损害后果与患者原有疾病状况之间的关系，不属于医疗事故的，医疗机构不承担赔偿责任。

想来想去，之前的大夫也是按着气管炎的诊断标准走的，没有触犯行政和部门规章，也没有违反医疗规范。要说人身损害吧，倒也没有什么特别之处，没有留下残疾，没有器官损伤，也没有造成不可逆的损害，顶多算是延误治疗。大夫的水平有限，但确实还达不到医疗事故的标准。

我说："大姨，我妈这事儿还真不能算作医疗事故。虽然这事儿我也挺气愤的，但是，要不算了吧，只要我妈不追究了，咱就算了吧。"

大姨："我就奇了怪了。你说几年前医生不用做这么多检查就能诊断，现在的大夫，做了这么多检查，还出现误诊，真是水平太次了。"

我："大姨，你是想说过去的大夫通过摸喜脉就能判断儿子、闺女，现在的大夫四个月了，才能通过四维 B 超看男女，这样一比，水平还不如以前的大夫是吧？"

大姨："对，对，就是这样。"

"大姨，摸喜脉是有概率的。如果真是神医，有可能 100% 能摸中，但如果是个无业游民，也能说对 50%，非男即女嘛。再说，原来的病可能也就几十种，各种肚子疼都是清一色着凉了。但现在的病有几十万种，肚子疼可能是肠梗阻、肠套叠、肠扭转、阑尾炎、胰腺炎、肠痉挛等，都是因为跟检查水平的提高有关。就说我妈这病，我生气的是现成的诊断这个大夫都能诊断错。如果我妈这病放上几十年，出了新的诊断标准，那时候才能确诊，我是一点都不会怪这个大夫的，毕竟，医学也是要发展的。

“其实关于误诊的界定，还挺困难的。你看新出台的法律如果跟之前的法律条文有所冲突，那之前的判决也不算作误判，这就和医生的诊断是一个道理。新的研究结果如果否定前者，这在常人眼中可能是大恶，是误诊，但这其实不是误诊，是医学在发展。我老妈那才是真误诊，因为几乎没有时间差，诊断标准早就已经明确。不过，这都已经过去了，只要她现在气顺，心情好就行，其他的都可以忽略……”

大姨：“我也就是心疼你妈，算了算了，下次找个水平高点的大夫吧。”

我：“不过，大姨，你俩也真够可以的，真能省。大夫开的检查都能逃，你就不怕检查不充分再来个误诊？你回头把化验单拍成照片发过来，我再看看。”

大姨：“楠楠啊，那个啥，不说了。我和你妈在这儿还忙着呢，挂了挂了。”

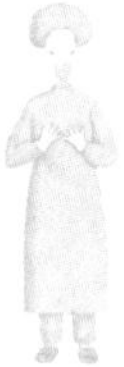

病历

挂十几块钱的专家号
享受几百元的国际门诊

就诊之前写病史，病因、症状和诊疗过程缺一不可

放下电话，我才看见导师就站在我身后，我下意识一个哆嗦，结果导师还是面带慈祥，言辞温和：“小赵，明天我去西安开个会，你要不要跟我一起去？”

我一听西安，哪有不去的道理，刚好借这机会能回去看看老妈，督促她把该做的检查都补上。

不过，迫在眉睫的，还是再次预约专家号。

因为官网约满，我也只能急中生智，另寻他法。我打算不走寻常路，开始尝试发邮件联系专家，这其实是跟教授型专家联系比较方便的一种形式。因为现在的教授，基本上都有科研课题，而关于科研方面的事情，邮件的沟通是最方便的。我导师包括我认识的许多大咖，每天都会不定时地刷新邮箱，去看看有没有新邮件。

所以，我打算查查戚大夫的邮箱地址。

要想知道一个教授的邮箱，最简单快捷的，就是去知网下载教授发表的论文，尤其是把该教授作为第一作者或者通讯作者的论文。因为这些论文的下方，都会写有教授的邮箱地址。如果中文的文献查不到，就去 pubmed[1] 看看英文的文献，查查教授的名字，看看邮箱地址。

找到邮箱地址后，我就开始声情并茂、直述重点，注意字数一定要精简，因为越是厉害的教授，他们的时间越宝贵，长篇大论容易让人失去耐心，不再阅读。

于是，我言简意赅写了 300 来字，就把邮件发送了出去。

接下来，就是漫长的等待，我不知道教授何时上邮箱，何时回邮件，是否会同意加号……

如果不同意，我就只能硬着头皮，厚着脸皮硬闯了。

晚上 7 点多，教授给我回邮件了："你对母亲的举动着实令人

[1] 一个免费的搜索引擎，提供生物医学方面的论文搜寻以及摘要。

感动，年纪轻轻还是个孝女，明天早上来找我看病吧。”

实不相瞒，“孝女”这个词特别有年代感，一下就把我拉到了20世纪60年代，我目测教授应该是一位白发苍苍但富有朝气的中年人。这封邮件的震撼力无异于世界杯开赛了，明天咱可是有号的人，有号就是任性啊。

晚上，挑着老妈洗漱的点，我再一次拨通了电话：“喂，老妈，人家教授让你明天再去一次医院，原因是你今天偷工减料了。”

老妈：“他让我补交化验费？”

我：“对呀。”

老妈：“多少钱？”

我：“二百多吧。”

老妈：“妈呀！那是不是检查出来了，又要买药，还要多少钱啊？”

我：“不知道。”

老妈：“我不去了，这药现在吃得挺好，下次再说吧。”

我：“你就不愿意明天多见我一眼啊？也许在那个医院的某个角落，我就出现了呢。”

老妈：“少逗我开心，赶紧写病历去吧，别又加班到很晚。你要是真能出现，你出现了给我打电话，我一定赶过去，哈哈哈。”

我和导师坐的是早上 7 点的飞机，8 点多就到西安了。

在飞机上，我就跟导师将老妈看病的事情从头到尾老老实实交代清楚了，导师满脸堆着慈祥的笑容，温柔地说：“去吧，我早就看出来了，处理好了赶紧回来，明天还得回京。”

我心里真是万分感动。

一下飞机，我就飞奔着往医院跑，终于站在著名的第四军医大学附属第一医院西京医院的门口。

毕竟是第一次见戚教授，心里还是有些忐忑，门口又围着一堆患者，真不知道该怎么开这个口，但还是索性厚着脸皮，敲门进去了。

我：“戚老师，我是昨天给您发邮件的那个小孩儿赵雅楠。”

戚老师用一口纯正的郑州话说：“噢，小赵呀，你是来给你妈妈看病的吧？”

我：“是啊，是啊。”

戚老师二话没说，拿出一个小纸片写上自己的名字，然后对我说：“你拿着这个去门诊挂号。”

我拿着戚老师的签名如获珍宝，把加号条交给了挂号护士，挂号护士看了一眼，说：“现在加不上，得10点才能加进去。”

拿到挂号单，我拨通老妈的电话：“喂，老刘呀。哎呀，西京医院的人好多呀，可是你娃我还是成功挂到了号，你昨天欠的检查，今天过来补上吧。就诊环境真不错，我先参观参观，你慢慢来，10点之前到啊。”

说完，我就乘着医院的电梯，上上下下，四处转悠。西京医院的患者主要来自西北五省，兼收全国的病患。门诊门口的患者群，队伍都已经排到了二楼的扶梯上。

在三层楼梯口的座椅上，一位大爷向我求助：“小姑娘，咳嗽的‘嗽’怎么写啊？”

我：“大爷，这个字这么写。”

写好后，大爷又戴着他的老花镜，一本正经接着写。

“大爷，您是诗人吧？写了这么多文字了。”

“不是，不是，我之前是工人，早都退休了，现在写的是我的病情经过。你上过学吧，帮我看看，这里面有没有错别字？”

“大爷，我倒是学过一点医，知道您这里面要有什么，必须写什么，您要是信得过我，我就帮您看看。”

大爷把他写的病情经过递给我，我大体扫了一眼：

“我叫王建国，1950年生，家在铜川市宜君县东舍村，一直进城务工。小时候为了救我弟弟，自己落入水中，呛了很多水，之后就发高烧，好了后，一直再没有发过烧。

“结婚第一年，那年冬天特别冷，脚被冻伤了，现在脚还特别痒；

“结婚第二年，要了老大，但是孩儿他妈产后大出血，差点过去，从那以后我就经常头晕；

“结婚第三年，孩儿他妈静卧一年，那年我吸卷烟吸得特别厉害；

“结婚第四年，要了老二，我开始抽旱烟，自己家也种烟；

“结婚第五年，要了老三，家里揭不开锅了，我去林化厂给人搬木头，打小工，从那以后，腰就不好了；

“结婚第六年，我开始咳嗽，有时还咳得挺厉害；

“之后二三十年里，都一直咳嗽。从去年开始，家里人都嫌弃我，嫌我吐的痰特别臭，说我不勤刷牙，口臭。他们越说，我越不刷。

“两个月前，我吃完一盘炒鸡蛋后，觉得特别难受，一咳竟然咳出血了，从那以后，痰里都有血。”

我：“大爷，您这是记流水账呢。我们一般要求写病程，其中主诉、现病史和既往史是最重要的，剩下的一般状况、婚育史、个人史和家族史也要记录。您这整个大杂糅，写得倒是面面俱到，不过缺失了重点。”

大爷：“小姑娘，你是大夫？”

呀，暴露了。

“不是的，大爷，我只是患者家属，久病成医，久病成医。”

其实这样说，还是急诊大哥教我的。他说他的一个铁哥们儿，妇产科的海燕老师一次去外地出差，返程的时候和火车上的乘客聊天，无意间透露了自己妇产科大夫的身份。

之后也是赶巧,11 号车厢刚好有个孕妇预产期提前，要生孩子。列车长在话筒里呼喊有没有医生，还没等海燕老师反应过来，她周围的乘客就大喊：“乘务员，这儿有医生。”

海燕老师过去一看，孕妇已然破水，于是迅速在现场指导产妇生孩子，之后用随身携带的一些器械对孕妇和孩子进行了简单处理。还好母女平安，这位产妇当时对海燕老师那是万分感激，孩子他爸都差点下跪了。

可是，还没过俩月呢，这位产妇就以操作不规范致使孩子感染为由和医院打起了官司。

事后，医院对于产妇列车分娩事件进行归零发现，这次事件无论怎样，海燕老师都只能吃哑巴亏。不去帮助产妇，很有可能产妇因为难产，而使孩子胎死腹中；如果去帮助产妇，以列车上的条件，要做到无菌几乎是不可能的，唯一无菌的就是海燕老师随身携带的那一套器械。列车毕竟不是医院，海燕老师心里也十分清楚环境的恶劣，但依然毫不犹豫投身其中，产妇不能不救，孩子不能不救。海燕老师的手术操作虽然标准，但庭审结果还是医院败诉，科室背了黑锅，海燕老师的奖金也全部被扣，还差点被停诊。

俗话说："以人为鉴，可明得失。"急诊大哥的肺腑之言，我们这些小大夫要常常记在心里。我们可以主动去帮助别人，但也要学会保护好自己，尤其是自身的羽翼还未丰满时，仅仅作为一个旁观者给些建议会比较稳妥。

我说：“大爷，要不这样，我问您答，我帮您写。回头您拿这个给大夫看，准能说清楚您的病。”

大爷：“谢谢，谢谢小姑娘。”

我：“大爷，您这次是为什么来看病，最不舒服的地方是哪里呢？”

大爷：“咳臭痰，咳血。”

我：“出血量多少呢？这种现象持续多长时间了？”

大爷：“原来时不时的也有，最近两个月加重了。血量没计算过，时断时续一直在咳，能咳半瓶水那么多。”

我：“咳嗽之前有没有什么征兆啊？”

大爷：“也没什么征兆，也不发烧什么的，就是觉得咳得肝都颤了。”

我：“大爷，这次是为什么咳得这么厉害呢？”

大爷：“最近孙子惹我生气，我一生气就猛抽烟，然后咳嗽就犯了。”

我：“大爷，您这么多年都是怎么处理咳嗽的呢，吃药了吗？”

大爷：“我一咳嗽就吃消炎药和甘草片，咳嗽就能减轻点。”

我：“哦，那大爷除了咳嗽，您还有哪里不舒服吗？”

大爷：“主要是咳嗽，其他的，就是原来脚冻伤过，现在特别痒。原来有过痔疮，这两天便秘，有时候还出血。”

我：“我说的是跟呼吸可能有关的症状，比如您有呼吸困难吗？”

大爷：“咳得急了，就吸不上来气，倒没有呼吸困难，就是咳的时候胸有点疼。”

我：“哦哦，大爷，那您过去身体怎么样？血压高不高？有没有得过什么传染病？”

大爷：“我过去身体硬朗着呢，一个人能扛两人扛的木头，还没生过什么大病，就是咳嗽。”

我：“大爷，那您生活一定挺幸福，家里几个孩子，老伴儿怎么样？”

大爷：“我和我老伴儿有三个孩子。我们 1972 年结的婚，现在孙子都 10 岁了。”

我：“大爷，最后一个问题，您家里人健康状况怎么样？”

大爷：“家里人身体都还行，也没生过什么大病。”

我：“好了，大爷，我的问题问完了，您的病历介绍我也给您写完了。您待会儿把这个给大夫看看，应该就会很顺利了。”

大爷接过我递给他的纸条，只看见上面写着：

1. 主诉：反复咳血，咳脓、臭痰，近俩月加重。

2. 现病史：咳嗽、咳脓痰40余年，于俩月前开始加重。胸痛、咳血、咳臭痰，痰量约每天500ml。吸烟加重，服用抗生素、甘草片可缓解。

3. 既往史：既往体健，否认高血压、冠心病等病史，否认肝炎、结核等传染病史。

4. 个人史：常年吸烟，无冶游史。婚育史：1972年结婚，妻健在，三子，身体健康。否认家族史。

我说："大爷，您的系统回顾还没写，可是时间不够了，不过这些已经够您用的了。您的个人信息不用写，在办就诊卡的时候就已经建立了电子档案，一查就能查出来。比起其他人的喧哗，您是唯一一个在门诊大厅里安安静静写自己病情经过的人。这样，您待会儿看的14块的专家号就相当于看了300块的国际门诊，效果绝对好。以后如果在同一家医院看病，就不用再自己写病历了，电脑上就能调出来。如果是在不同医院看病，就把刚才我问您的问题，再自己问自己一遍，把答案串起来就能把您的情况说清楚了。"

大爷："小姑娘，真是太谢谢你了，你看问字儿都问出福分了。"

我："大爷，我才要谢谢您呢，我才知道，原来等门诊的时候可以利用这段时间来写病历。"

其实病历书写最主要的就是你的现病史，也就是你为什么要来医院，究竟哪里不舒服？为了鉴别于其他疾病，你还要描述得更加细致一些，比如：（1）病因、诱因（受凉、饮食、药物、外伤、情志、劳累等引起）；（2）主要症状的特点（程度、类型、症状、次数、缓急、颜色、部位、量、时间等要注意记录）；（3）要描述这个症状带来的伴随症状，比如你血压高，那么伴随症状就有可能是恶心、呕吐；（4）再描述你的全身症状，比如饮食、睡眠、二便、体重、精神状态等；（5）你的诊疗经过，也要详细叙述，都做过哪些检查，用过什么药，疗效怎样？

有了这些，一个门诊病历算是写得比较全面了，绝对能让你的普通门诊升级为国际门诊。因为你节省了医生问病史的时间，延长了医生为你诊断思考的过程，相当于减少了医生的体力劳动，延长了医生的脑力劳动。

我们看病挂号的最终目的，不就是为了买医生的思考产物——诊断结论吗？

邮箱挂号攻略细则

看病难，有时候比病魔本身更折磨人。看病难的第一步是挂号难，挂号有很多方法，每种方法都有一定成功的概率，以下推荐给大家的是助我老妈成功预约到医生的方法，希望能给广大在求医路上举步维艰的朋友们更多选择。

我老妈一直以来被呼吸系统的疾病所困，为了能预约到呼吸科的专家，我也是绞尽脑汁，除了拼人力挤窗口挂号的一席宝地外，我用过最好的方式莫过于与教授直接进行邮箱联系。

可是，怎么找教授的邮箱？找哪个教授看病？也是一门学问。

曾几何时，面对三甲医院科室之多、教授之无穷，我也感到莫名的无助和眩晕感，不过，随着带老妈无数次的预约就诊，我也算是摸索出了点经验：直接上医院官网查教授的专长，找副高及以上的教授，找和疾病相关的教授，具体操作如下：

打开官网，在科室导航里选定你要挂的科室，比如“呼吸内科”，再按照职称和所长这两个不同的方向找寻你的“目标教授”。我一般的做法是，先按照职称找，因为这样很节省时间，接着在副高以上的教授里面挨个点开看看他们的人物简介，找他们擅长的方向和你的疾病方向相一致的。比如，当年我主动联系西京医院的戚教授，也是因为教授擅长诊断呼吸系统的疑难杂症，同时戚教授培养硕士、博士近百人，证明教授实力硬，知识储备丰富。

但是，千万不要只锁定一个人，我的经验是，选择七八个目标教授。因为，从我历次的交流经验来看，发10封邮件，如果有两三封回复的，回复率就已经很高了，毕竟教授们都很忙。

确定七八个教授，然后记下他们的中文名字，接着在“中国知网”“万方”“维普”等国内学术期刊搜索引擎上输入这些教授的名字，最好把他们选作通讯作者或第一作者来搜索，这样的好处在于：(1) 文章的下方有第一作者和通讯作者的简介，可以帮助你排除同名同姓的人的干扰，算是二次确定这个人就是你要找的教授。(2) 第一作者和通讯作者往往都会留有联系方式，留得最多的就是邮箱，如果你有幸在作者简介里看到类似于156××××8888@163.com这样的邮箱，等于实际在告诉你教授们的手机号，你就偷着乐吧。

当然，还有一种情况，就是你会发现中文的论文里查不到教授，不是因为教授水平低没发过论文，而是因为教授水平太高，不屑于发中文的论文，但这并不会阻碍我们继续查找教授的邮箱。我们可以在 www.pubmed.com 上查找英文期刊，比如一个叫“李小明”的教授，我们在中文论文网站直接索引“李小明”就可以了，到英文网站上，我们可以搜“xiaoming Li”。值得一提的是，英文文献留下教授邮箱地址的概率更大。当然，如果教授使用的是英文名，而不是中文名拼音，查找起来就比较困难了。

有了邮箱，下一步要做的就是给他们发邮件。发邮件要注意以下几点，邮件的回复率才高。

从我个人的经验来看，邮件的长度控制在 300~500 字为宜，因为教授们没有时间去看冗长的邮件。发邮件时态度一定要诚恳有礼貌，叙述的时候要说清你为什么想要加号（越心酸愁苦越能打动人），为什么选择他，以及说清楚你并不会占用他们很长时间。注意，不要把同一个邮件，改了称呼后复制粘贴发给同一科室不同的教授，因为这样会显得你很不用心，很敷衍。

就我发的 10 封邮件来看，在 3 天内收到了 3 封邮件回复，在一周后，又收到了 1 封回复邮件。当然，我也遇到过发 10 封邮件1封都没回复的。不过，这也不是事儿，如果5天内还没收到任何回复，就把这些邮件再发一次。业精于勤，但不要太勤，5天1次的频率不至于招人反感。

收到回复，如果教授告诉你让你什么时候去找他，意思就是说他在那天会给你加号，记得礼貌回复邮件，之后记得当天赶早去找教授，争取在正式门诊之前。以我个人的经验来看，8点加号，护士姐姐会说："当前人满了，你10点再来。"也就是说，教授8点开的加号条基本上可以让你10点看上病，如果你实在情况危重又紧急，非常时期的加号条可以是"紧急加号"，这样8点加号，8点就能看上病。

不过，"加号"是让教授完成额外的工作，人家完全有权利拒绝加号，毕竟，加号不是教授的义务。

关于邮箱加号攻略，要说的就都在这里了。为什么选择邮箱加号而非面见教授要求加号，是因为发邮件比当面要求教授加号要更加礼貌，也会有更多的空间和时间来能介绍你自己的情况，省时省力，尤其适用于不认识教授、专家的陌生人。把这种方式推荐给大家，希望大家都能挂上自己心仪的专家号！

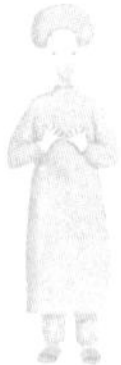

过度医疗

从医生的全世界路过

医学素养就像内衣，不能逢人就证明你有，但要有

看了看表，这都 9 点 40 了，老妈人呢？我心里正嘀咕，眼前出现一个 50 来岁的妇女，正东张西望找人。

我说：“妈，找我呢？我才刚走一天就不记得我长啥样儿？”

老妈：“哎哟，吓死我了，我还以为你跟我开玩笑呢，为了让我做全套检查，你咋还真回来了？”

我：“妈，还说呢，就你那省钱的两下子，我看着就生气。你怎么想的呢？居然偷工减料。这少一项检查，就少一项支持或者排除的指标，对你诊断疾病不利，我就害怕这次再误诊了。”

老妈：“这次应该错不了。吃了药立刻见效了，比之前的都有用，肯定是药到病除了。你就嫌我手里的钱花不出去闲得慌，非要把它花干净了才称心是吧？”

我：“妈，你看看你说的这话。捡了芝麻丢了西瓜，要不是你娃我学医，在这儿还能拉你一把，只怕你以后会花更多的钱来补救你今天缺少的检查。”

妈：“得得得，又是你那一大套理论，我知道了还不行嘛。多花就多花，反正从昨天到现在气挺顺的，我挺舒服。别花太多，你待会儿帮我看着，别让医生开太多相似的药。”

我想了想即将要说的话，然后从钱包里翻出挂号单，就随着老妈进诊室了。

一进去，戚老师就认出了我妈和我，说你俩先坐，前面还有个病人。

那是一个由三个子女陪同的老爷爷，老爷爷比较虚弱，基本上不怎么说话，倒是他的孩子们你一言我一语说得不亦乐乎。

穿绿色衣服的女儿先声夺人：“医生，看你头发都白了，是个老大夫，我们放心。我和你们院长挺熟的，老关系了，你给我们好好看看。”

戚老师：“是病人我都一视同仁，你哪里不舒服？”

老爷爷开口了，声音有些沙哑，虚弱地说：“刚开始有些咳嗽，这两天吐血了，一直都有点低烧。”

“之前的病历在吗？拍的片子我看看。”

绿衣女子动作挺快，一下就把各种片子放到了戚老师的电脑前，边放还边说：“这检查可是上次交大附院的老同学给做的，细心着呢。上次看完，老同学还把我们送到楼门口，那态度比你们这军队医院热情多了。”

戚老师见多识广，一眼都没瞧这位绿衣女子，只是专心致志地看片子，看完后，脸色显得有些犹豫。

绿衣女子又问：“大夫，我爸的情况怎么样？”

戚老师：“你父亲咳嗽有多长时间了？之前是干什么工作的？”

绿衣女子：“我爸咳嗽有些年岁了，之前在玻璃厂干过，不过现在该享儿女的福了。我们姐妹仨可都是高学历，来之前还上网查了一下我爸的病。网上说了，我爸就是普通咳嗽，没啥大事儿，我们来就是想印证一下。”

其实区区一个咳嗽，就有无数种可能，并不是所有的咳嗽都叫气管炎。上网查到一个描述，底下一群人都觉得跟自己像，大夫此时的作用就显得尤为重要，可以通过检查区分这一群症状相似的患者：你是肺炎，他是尘肺病；或者你是结核，他是肺癌，等等。

网上说的和熟人的经验，其实都不能做准。因为每个人的病都有自己独特的情况，每个人的体质也都不同。基础疾病不尽相同，不管是治疗方案还是病情诊断，也不会相同。像这样一上来就拿网上说法来充数，拿网上的说法来 PK 现实情况，这样的对比，本身就很没有道理。

更何况，网上的话是不具备法律效力的，而医生白纸黑字的诊断是要负法律责任的，谁承担的责任更大，谁的就应该更权威。

我在一旁不动声色看着片子，片子上显示全肺上下都布满了结节，有点像结核，又有点像肺泡细胞癌。看着老人家消瘦的样子，还发着低烧，我怀疑恶病质的可能性比较大。

果然，戚老师说："你父亲需要做一个 PET-CT[1]，做个排除。因为现在根据片子的情况，不好说是结核还是肺癌。你父亲之前在玻璃厂工作过，肺很容易被破坏，产生硅肺，之后容易被结核感染或者得肺癌。"

[1] PET-CT 是最高档 PET 扫描仪和先进螺旋 CT 设备功能的一体化完美融合，临床主要应用于肿瘤、脑和心脏等领域重大疾病的早期发现和诊断。

绿衣女子一下子急了:“大夫，怎么可能是肺癌呢？我之前上网查过，人家都说是结核，你别吓我不懂医学。我小姑子可是学医的，我现在就打电话给她，你把跟我说的话再跟她说一遍。”

我一看这情形，上前一步说:“阿姨，我们后边的也排队排了很久了，马上都12点了，医生都该下班了。麻烦您能遵医嘱，让后边的人也能看上病好吗？”

绿衣女子:“你没看见大夫正给我们看病吗？我们这儿还没看完呢，你插什么嘴？”

“阿姨，您父亲的病确实需要进一步做影像方面的检查，才能确诊。您跟戚老师在这儿干说，还让戚老师跟您小姑子说，说到最后也没个结论，您还不如好好和家人商量一下做不做检查呢。这个检查还不便宜，得小一万元。”

绿衣女子:“哎哟，还叫我阿姨，间接说我老是吧？你谁呀你，有什么资格跟我谈论我父亲的病情？”

我本来还想说我就是一个病人家属，给点意见而已，结果我妈在一旁听不下去了，直接插了一嘴:“她谁呀？她可是我女儿，也是医生，还是在北京大医院当医生。”

我心想，完了，又暴露了，真不知道后面还会发生什么，千万别惹麻烦。

绿衣女子："哎哟，是医生还不会自己看病，还来地方医院看病挂号，我看你是医学院还没毕业吧？怎么，仗着你们是医生，就开始轮番忽悠患者，吓唬病人，好让病人多出钱是吧？实话告诉你，我也不是吃素的，我老公是检察院的。我那俩妹妹别看一句话不说，都在录音、录像，你们的言行举止都在记录，小心我告你们。"

接着，她又说："就这医院，早就该受到举报。为什么不在门诊安摄像头？为什么不记录医生的言行举止？就是想逃脱责任是吧。"

哎呀，真是 QQ 上多了，什么企鹅没见过。像绿衣女子这样蛮横，分明就是无理取闹、耍女流氓。医学素养就像内衣，要有，但不能逢人就证明你有。没有，可以一眼望穿。

她拿着手机录音、录像，本身就是对行医者的莫大不信任，居然还扬言说让各个科室都安摄像头。那你让皮肤性病的情何以堪？尖锐湿疣的脸往哪儿放？泌尿外科的谁还去切包皮、看阳痿？就说说这传递温暖的妇产科，多少医生帮着患者隐瞒淋病病史。如果全程监控记录，那满科室都是乒铃乓啷的心碎声了。

这时候，戚老师说话了："这是医院，大家都少说两句吧。你父亲的病不是个小病，到底是不是癌症，做了 PET-CT 就能鉴别出来了。"

当大夫的，一般用的思路都是"从重而轻"。先从最危重的情况考虑，逐一排除。因为这样能避免大碍，不会造成病情延误，导致病人死亡。

可绿衣女子仍然不干，大声呵斥道："我爸一个同学，也跟我爸一样咳嗽，人家吃了几服中药就好了。我也不知道那叫啥药，你们当大夫的都知道，你给我爸开点这药吧。"

戚老师无奈地说："每个人的病都是不同的，要因人而异。我这儿不开中药，只有西药。你父亲的 PET-CT 你们商量一下吧，做还是不做？毕竟这个检查挺贵的，而且还是自费。"

绿衣女子："怎么，看不起我，害怕我们没钱看病？你们也太黑了吧，开个检查就花一万多元。你说说这人好好的，做个检查至于花这么多钱吗？"

戚老师说："你们可以先出去商量商量，我这儿还有病人。你们商量好了进来，我给你们开单子，PET-CT 需要预约。"

绿衣女子："我说大夫，今天早上光挂号排队了，我都没来得及和你们院长打声招呼，你能不能早点安排我们检查。你跟 PET–CT 的说一下，我们有重要的事情，麻烦提前一下。”

“影像科的事需要你们自己去预约，我这是门诊，只负责看病。”

“哎，大夫，我记得你刚才说这病有可能跟我爸之前的工作有关，拍了片子能看出来跟这个有关吗？你到时候能不能把结论写重点儿，这算是工伤吧？我得让他们赔偿，我爸不能平白无故白遭罪。”

“对不起，不能！我只能实事求是写病程。”

“哎哟，你这大夫还真是顽固不化。这病我们不看了，哪儿没有好医院，哪儿没有好大夫，你不写我找别人写，我爸这因工受伤还没个说理的地儿了……”绿衣女子骂骂咧咧地走了。

我真心觉得，和有些患者见面，那叫故事；和有些患者见面，那叫事故。

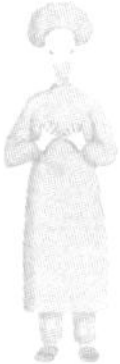

问诊

这样聊，惜字如金的大夫也会滔滔不绝

聪明的患者，一次就能问清楚

绿衣女子刚出去，一个小护士就带着一队人马冲了进来。

小护士说：“戚老师，这是我妈，您给瞧瞧她怎么了？”

又对着她妈妈和哥哥说：“这是戚老师，呼吸科主任，人特别好，有什么事就跟他说。”

我妈估计坐的时间有点长，开始不愿意了，对戚老师说：“戚大夫，又来一个插队的，我们什么时候看啊？”

我赶紧小声对老妈说：“老妈，这是部队医院，军人优先。你看那个护士，人家是军人，人家必须优先。咱们就再等等，下一个我保证给咱看。我现在就去守着门，不让别人进来。”

老妈听了我这通劝，才又坐回原位。

护士姐姐在安顿完母亲后，因为科里还有事，便离开了，整个诊室就剩下护士的哥哥、母亲还有我们母女俩。

护士的哥哥先开口：“大夫，您好。谢谢您给我妈看病，增加您的工作量了。”

这话说得多么有礼貌，让人心里舒坦。

戚老师笑笑说：“没关系，应该的，你母亲怎么不舒服？”

男子说：“我妈就是气短，喘不上气，有时候一口气上不来挺吓人的。”

戚老师问：“一般什么时候气短，有多长时间了？”

男子：“大夫，您说我妈不会是什么严重的病吧？我可就这一个妈呀。”

戚老师：“我知道，谁都一个妈，这种状况持续多长时间了？”

男子：“大夫，您说我妈是不是遗传病啊？我爸在世的时候就气短，是因为气短走的，我可不想再失去这一个妈了。您是大医生，我信得过您，您说说我妈这是什么病？还有的治吗？”

要说这位男士吧，诚意很够，对医生也是十分信任，就是有些焦躁，缺乏一些沟通技巧，导致他和戚老师的对话进行得并不顺利。

我看了看他的母亲，面色无神，胸廓前后径增宽，跟我老妈一样，是“桶状胸”，一看就是气憋了很多年把胸廓撑大的。再看看她母亲的神态，吸一口气用 1 秒，呼一口气用 3 秒，而且呼气的时候闭着眼，用嘴巴在用力吐气，这情景跟我小时候看到的老妈一个样儿。

看着大哥着急的样子，我心想着要帮帮他，节省时间啊。

我说：“大哥，我知道您为母治病心切，我也是。只是您太急躁了，忽略了戚老师的问题。您母亲的情况跟我母亲的情况还挺像，您要是不嫌弃，我帮您沟通。我学过一点医，还能给您做做相关术语的翻译。”

那大哥估计从没有见过这么奇怪还毛遂自荐的人，一下子不知道该说什么了。

我接着又说：“大哥，既是为您母亲，也是为我妈一块儿问问情况，她俩好像是同一种病。”

大哥说：“行，行，你问，你问。”

我说：“大哥，你把以前的检查化验单按时间顺序整理好，先把这些资料交给戚大夫看看。您看，您来半天了，这化验单还在您手里拿着呢。”

大哥赶紧把手里的化验单交给了戚老师。

我：“大哥，您看戚老师正看化验单呢，您也别急。您父亲和您母亲之间是没有遗传病的，他们只是夫妻关系，没有生育的上下级关系，谁生了您母亲和您母亲生了谁，这一条线上的人才能有遗传关系，您母亲的病很大程度上应该不是遗传病，您别担心了。”

大哥：“行，行，小姑娘，剩下的问题你帮我问吧，只要能把我母亲的病弄清楚，我就谢谢你。”

我：“客气了，大哥。”

戚老师抬起头，给了我一个肯定的眼神。

过了两分钟，大哥有点焦虑，可又不敢打扰正在看片子的戚老师，转而问我：“你看，戚大夫看了这么久了，也不说句话，是不是有什么不好啊？”

我一看表，才刚刚过去两分钟，我说：“大哥，真正的病不是靠语气和表情传达的，大夫都坐诊很多年了，早已经练得铁面无私、心态镇定、波澜不惊了。您别着急，其实看病的整个过程，真正对你有用的就是最后大夫下的诊断结论。”

戚老师抬起头："你这个肺功能啊，结果指向慢阻肺。片子里仅仅肺纹理增粗，很好地排除了其他肺疾病。慢阻肺在中老年人中很常见，小赵的母亲也是慢阻肺。"

仅仅一个影像资料的结果，戚老师就已经将病情明确了，要是碰上大夫没说结论的，罗列了几个疾病出来，你可能还要加问一句：

"大夫，您好，我还需要做些什么检查来鉴别这些疾病呢？"

一来表达对大夫的尊重与理解，二来能让大夫跟你讲清做这些检查的意义。

在这种情况下，大多数大夫也会主动告诉你还需要做哪些检查，以便将病情确定下来。

看到戚老师给出了肯定的结论，我马上问道："戚老师，慢阻肺怎么治疗呢？平时需要注意什么？"

你看，这里有一个技巧，就是向医生提问的时候，多提开放性的问题。多用"什么""怎么办"，而不去用"好不好""是不是""能不能"去发问，因为没有一个病称得上"好病"，否则"YES or NO"的问题很容易就限制了医生的回答，造成双方沟通不畅。

比如，一个不会提问的人，也许一上来就问："大夫，你给句痛快话，我这病能不能治好？”

其实很多呼吸系统的慢性疾病是治不了根儿的，但如果持续用药则能维持在一个稳定的水平。不光是呼吸系统，大部分慢性病其实都是很难除根的，最好的解决办法就是带病生存，用药维持。

果然，戚老师说：“这两位患者的病差不多，都是慢阻肺。它的治疗需要长时间用药，可能一用就是好几年，这需要你们跟我好好配合，才能把疾病控制在一个好的水平，不影响生活，平时注意尽量不要感冒，也不要受凉。”

我接着追问：“戚老师，长期用药会有什么问题吗？”

戚老师耐心解答：“长期用药能控制疾病不往坏的方向发展，维持身体在一个较稳定的状态。如果不用药维持，可能就会加速疾病的进程，到时候得用更多的药去治疗，也会给患者的身体带来更多的伤害。”

坐在一旁的大哥也忍不住插了一句：“大夫，这病有没有其他治疗方法啊？”

戚老师说：“针对慢性病还真没什么其他的好方法，这不是急症，大刀阔斧切两下就能解决问题，慢性病需要慢慢地调理和控制。”

你看，如果你是个聪明的患者，应该做的，就是想办法让医生多说，尽量从原因上进行解释。一般来说，多提开放性的问题，医生就会多说，在多说的过程中，你的很多疑惑就得到了解答。

戚老师开好药，大哥连声道谢，又转头谢了我，带着母亲满意地离开了诊室。

我们也顺利补开了检查单，千恩万谢了戚老师，带着老妈去进行后面的流程了。

在医患双方沟通中，其实掌握话语权的往往是患者及其家属。虽然疾病有千千万，但能彻底治愈的疾病却很少。大多数疾病都是在争取将生活品质维持在一个较舒适的平衡状态，里面需要注意到的细节会比较多，所以，越会提问的家属，得到的有效信息就会越多，对于患者后期的治疗也会越有利。

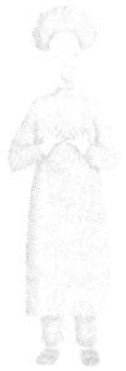

江湖

医院科室龙虎榜，痛痛痛，忙忙忙

忙碌之中的荒诞，安全背后的危险，冷漠面孔下的热心肠

从戚老师的诊室出来，上午的阳光已将整个候诊大厅镀了一层金色。

老妈说：“今天看病看得挺顺利，舒坦。”

我：“哎哟，老妈，我必须得邀邀功了。你知道我为了给你看好病，费了多大功夫吗？”

其实做任何事情，都要提前做好功课。为了让老妈把病看得更好，我也是做了各种预案。我会提前设想好医生的脾气、提问的方式、沟通的要点等因素，提前想到可能存在的最坏情况，并准备好应对策略，会让你在面对实际情况时镇定自若，处置得当，而不至于一时慌了手脚，影响整个看病的过程。

不仅是医生，社会上其他工种也一样。人们在长期特定的工作环境中，会形成与之相关的稳定的性格特征。这年头，有人的地方就有江湖。医生这个职业，长期与各式各样的人打交道，工作一日，看尽人生百态，世事无常。时间长了，每个医院和科室都有自己的职场氛围、行事风格和脾气禀性。

在各大医院中，历史比较悠久的有四家：北协和，南湘雅，东齐鲁，西华西。另有军大护航，同济、中山、上交派做伍，可谓气势磅礴。各路掌门各带一队门徒开始传教授业，各派系之间拿着配备的刀、针、剪子、锥子等武器，带着内外妇儿等秘籍闭关修炼，这期间历经生死离别，儿女情长，腥风血雨，不修行个十年八年的都不好意思出关。结果刚一出关，就被人分分钟砍了，小巧的手术刀终究敌不过宽板的菜刀，简直不能再江湖了。

不过论最危险的科室，非此三科莫属。

儿科医生总是站在危险的风口浪尖，以至于都闹儿医荒了。我们医院儿科主任一晚上被骂三次那是再正常不过了，不骂都觉得不正常。也是，现在很多家庭就一个孩子，超级金贵，给孩子扎错一针和给成人扎错一针，带给家属的视觉冲击是完全不同的。儿科大夫天天受气，同事之间都觉得可怜，我们平时都敬着儿科大夫，太不容易，从不敢招惹。

不过这还不是最惨的，最惨的是耳鼻喉，这个科室的被砍伤率挺高。

据说全身上下对痛最敏感的地方就是鼻子。曾有一名勇士以身试行，验证身上最疼的地方，他先后让蜜蜂分别在自己的脸上、鼻子、嘴唇、脖子、前胸、后背、大腿、脚掌叮咬，来记录疼痛的感觉，甚至不惜捏着蜜蜂给自己的丁丁[1]也叮上一口。在尝试了百种叮咬的痛后，该勇士得出了一个警醒世人的结论：你甚至会愿意在丁丁上挨一针而不是在鼻子上挨一针，鼻子上来一针的感觉太疼了。

所以作为医院疼痛的先锋——耳鼻喉科，不知是否是因为“痛痛”才“打打打”，耳鼻喉科的大夫总是伤痕累累。这我们心里都很清楚，所以，日常想请他们帮忙，都是带着温暖去的，送礼都送的是防护面罩。

另外，急诊科永不消停，白道黑道儿都得处理。经常有晚上喝

[1] 特指男性生殖器官。

得烂醉的，一进急诊就开始打砸，后被壮汉老师摁着，静推纳洛酮醒酒。或者碰上点儿背的，黑社会的帮派厮杀，前一个帮派还没缝合完，后一个帮派又被救护车送来。这两帮派一见面，就抄起家伙干了起来，吓得大夫撒腿就跑，边跑边报警。等他们都停战了，才又过去进行缝合。

急诊夜间吓人，白天却恰恰相反。

我当学生那会儿，特别愿意去急诊待着，因为丰富有趣，应接不暇。有情人节看诊，接吻接到颞下颌关节脱位的；有中年夫妇剧烈吵架，丈夫喝酒后犯浑，妻子直接拿电熨斗在丈夫后背烫出个花的；有人吃水果，不小心吃了个肉虫下去，害怕肉虫不死，又喝了点灭虫灵来急诊洗胃的；还有人一来就装昏迷讹钱，结果被急诊大哥推了一针速尿，30 分钟不到就麻溜儿上厕所的；就连新婚之夜，都有人将风油精当成印度神油给丈夫用，辣得丈夫见着大夫直喊救命。

所以，急诊的日常永远都是“忙忙忙”，我们想请他们帮个忙只能走会诊程序，或者私事看病直接去挂号面谈，因为，他们真的很忙，只有他们是 24 小时营业的。

这是医院里恩怨最多的三个科室，也是医院的悲惨世界集中地，如果你想去这些科室看病，请用你满满的爱去包围他们。

有最危险的也就有最安全的，在医院里，最安全的三个科分别是神内、肾内和内分泌。

这些科室的病人由于慢性病居多，且病情比较稳定，所以基本上都是你好我也好。科室的医生态度都相对温和，有的还特别和蔼可亲。所以，要找这些科看病的患者，大踏步地去，趁着他们在门诊，在病房。反正这些科室不怎么上手术，只要你找得到，想办法拉着医生跟你唠你的病情。

妇产科，女汉子多，妇女多的地方就是一出戏。尤其这个妇产科是很有季节规律性的，比如猴年的妇产科医生会比羊年的妇产科医生脾气暴，奥运年的妇产科医生常常累到吐血。因为拜广告所赐，产妇们都攒着力气算着时辰一起生。这还不是最绝的，最绝的日期是七夕，每年的七夕堪称全院动员大会。

七夕后的三天是急诊、肛肠、普外、泌尿外的高峰期，谁知道这次从肠道取出的是百威还是汉斯，黄瓜还是茄子。七夕一个月后，将全面进入妇科高峰期。面对人流量巨大的患者群，主任常常未雨绸缪提前做好分配工作，所以，妇产科大夫辛苦，女的从来都是当男的使，年纪轻轻就累出了甲亢。

不仅工作辛苦，从诉讼的案件数量来看，被告最多的也是妇产科，要看病最好错过以上黄金时段。当然，找她们帮忙，让她们先泄愤再帮忙，就会顺利很多。

最轻松的科室，莫过于乳腺、甲状腺了。这些科室工作环境优良，很少会跟屎尿屁打交道，而且，工作时间固定，很少有加班到腿发软、眼发花的时候。

从方针上来说，它们算是兄弟学科。如果说妇产科是一个医院的骨干学科“一个中心”，那么乳外、甲外就是“两个基本点”，相互搭配，相得益彰。所以，这两个科室，由于是白领级别的大夫，工作心情比较愉快，也会比其他科室的大夫更好说话，更有耐心一些。

痛并快乐着的科室，分别是骨科、心内和肝胆外。都说科室的性格一半由大主任决定，一半由这个科室面临的压力决定，像我们肝胆外，我导师的脾气，那是相当有学识、有教养、有礼貌，对人以诚相待，自然我们科室人员关系融洽，工作舒心。

这几个科室平日手术比较多，所以患者如果去住院部找医生，扑空的可能性会很大。要想找到这些医生插上话，就赶着我们门诊的时间吧。而且，这三大科室，基本上都是清一色的男大夫，一般的规律是：女的在男的面前有话语权的优势。如果你魅力无穷，不如再把它放大化。

最污的科室：皮肤科、泌尿外。这些科室的大夫真正是波澜不惊，见惯太多大风大浪，每天都出新段子，完全是辛苦自己，娱乐全院。

皮肤科几乎没有夜班，泌尿外的夜班比起心外、神外那也叫幸福，因为有觉可睡，所以，这些科室的大夫很少受过工作的迫害，他们的生活充满着段子的欢乐。从这个层面上，只要你够礼貌、够尊重，想找他们看病还是比较好实施的。建议去找这些科的大夫看病加号的，要么去门诊，要么去病房。总之，如果在路上堵住了大夫，多少可能都有点说不清楚。

其实各个科室，多多少少都会有些医患纠纷，没有完全无诉讼的科室，就连看似没有任何瓜葛的医技科、影像科，被患者骂也是常有的事儿。这年头，哪里存在等待，哪里就有辱骂，不在等待中爆发，就在等待中灭亡……

吵吵多了，安静的地方就显得弥足珍贵。不过，综观全院，暂时安静的地方是手术室，永久安静的地方是太平间。

这就是医院的小江湖。如若你能了解到医生的职业特点，体会到各个科室的鲜明区别，那么怎么针对科室医生的职业习惯和脾气禀性采取相应的预案，就是你自己的本事了。总而言之，知己知彼，方能百战不殆。

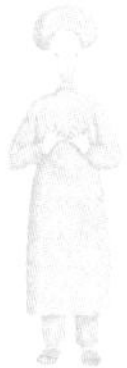

陪诊

爱你千日，给力一时，好家属是这样炼成的

遵循分工协作四定律，三人行男女混搭全程开挂

在把老妈送进肺功能检测室后，我只身溜达到了隔壁的门诊大厅。走到栏杆旁，向下望了望来来往往行色匆匆的人群，顿时觉得，关于挂号排队的分工协作还是值得一谈的。

你会发现前来挂号的，从人数上来说：有孤军奋战的，有三两成团的，有六七个人前前后后围成一个小集体的；从性别上来说，有两个人基本同性的，三人以上性别混搭的，这其中，三人行且男女混合的团体效率最高。

要说这是怎么发现的，其实全凭自己的工作经验。

你可以看到两个人工作的无奈，四人以上团体的混乱。我之前碰到过一个家庭团体作战的，如果你知道了他们的协作分工过程，你就会理解我现在说的，三人行效率最高。

那是一个六人团体，领头的是一家三口，孩子还很小，感觉只有四五岁，后面是俩小年轻和一个男士。那个男士什么都没拿，其他人分摊了所有的行李。基本上可以一眼确定，那个什么都没拿的应该是患者，其余五人都是为患者服务的。这六人行团体，在医院里来来回回，一块儿出现，又一块儿消失，俨然构成了一道独特的风景线。

他们看完了消化门诊，接下来应该是去做检查，眼看着该先去收费处缴费，六人行的团体硬是急匆匆来到了检查室门口排队检查。我刚想上前给他们提醒“一个人排队，一个人缴费，其余人带着患者去坐着休息”，检查室的老师抢先一步喊：“把就诊卡和单子递过来排队”。结果，六人组团体因卡内余额不足，而无法预约检查，真为他们感到惋惜，白白浪费了 20 分钟的排队时间。

其实对于一个看病老手来说，一般来医院的第一件事就是存钱，往就诊卡里存足够的钱，然后尽情地刷，不用再二次排队。而对于一个看病的新手来说，往往在一开始往就诊卡里存钱的时候格外小心，生怕钱存多了浪费，或者怕取不出来而不愿多存。其实根本没有必要这样顾虑，因为存进去的钱只要在医院上班时间内，可以随时取出来。而且每一笔花销都是有记录的，也有单子打印出来。如果想开发票，还可以去一楼缴费处开发票。

要说分工协作的第一条定律：就是在一开始的时候排一次队，给就诊卡里存钱。用到最后，剩下的钱再排一次队取出来就好。不要小批量多次存钱，费时费力。

不过先进一点的医院，例如解放军总医院，就不需要办理就诊卡，直接拿着银行卡就可支付。北上广深现在很多大医院，患者拿着医保卡就能挂号、支付，更加便捷省力。

人多好办事，可是六人团队，似乎并没有发挥出六个人的优势。他们总是一起出现，又一起消失。对于求医问药来说，尤其是家属陪同超过两人的，一块儿移动确实是一个事儿。因为空间狭小，电梯拥挤，一个电梯一个人不落地都塞进去，还是挺有挑战性的。下去缴费的时候，那俩小年轻就已经快落单一个了。结果上来的时候，可能竞争挤电梯的人更激烈些吧，患者落单了，真为他们捏了把汗。

不过他们还算明智，找了个人少的收费处。因为朝下望望，楼层越低，收费室门口的队伍越长，一楼的收费处永远都排着长龙。

看着患者的妹妹、妹夫把钱成功存到了就诊卡里，我衷心希望他们多存，多退少补。

一路上，六人组里的小朋友一会儿要爸爸抱，一会儿要妈妈抱；一会儿哭，一会儿闹。最后妈妈实在抱不动了，直接摊牌，说：“你们先走，我们仨在这儿等你们。”

还是孩子威力大，一个孩子成功消灭俩战斗主力。

要说这分工协作的第二条定律，就是不要一块儿行动，要分头预约，最好不要带孩子。

俩小年轻带着患者去了检验科。小年轻将就诊卡和单子交给了医务人员，医务人员给了他两个烧杯，说：“这两个烧杯存放标本，一个取中段尿，一个取粪便，取完，给我送来。”

小年轻问大夫：“啥是中段尿？”

大夫解释说：“中段尿，就是前 1/3 的尿不要，后 1/3 的尿不要，取中间的一些尿留在小烧杯里。”

谢过大夫，拿过烧杯，小年轻转手就把烧杯给了患者，并不再跟随，让患者自行取样。

中年男士拿着烧杯缓缓走进了卫生间。

其实，这个时候是患者最需要人陪的时候。因为患者取完样，需要一个能送样本跑腿的人。一般来说，尿比较好取。取完样本如果没有一个人送出去，那么这意味着这位父亲要自己端着，再去取自己的另一个样本。即使放在地上，也有很大可能不小心踢翻，导致取样失败。

许久，这两人才等到了自己的父亲，见面就说："你怎么那么慢，是不是没有库存？"

只见父亲拉下脸，险些发怒："这医院太恶心人了，去上厕所的人那么多，厕所的坑那么少，光等人就等了好一会儿。好不容易等上了，取尿的时候连个把门儿的也没有，也顾不得旁边人看了。就是那大夫说什么前 1/3 的尿不要，我哪知道我总共要尿多少，尿尿就那么几秒钟的事儿，想着 1/3 一晃神，差点什么都没接上，最后幸好还接点儿根儿。要说这取粪便就更气人了，好不容易使劲儿出来一点，结果这厕所还是感应的。一摇屁股就冲水，全给我冲没了。还有这屁股这么大，给的烧杯那么小，都不知道这屎到底该怎么取？是瞄准了接，还是拉完了再舀，旁边也没个人给教。但是钱我都交了，检查要做啊。我又努了把力，这次稳住了没敢动，才弄了点样本进烧杯。儿子，你还有矿泉水没？我这尿取得太少了，不够大夫说的量，得兑点水。"

他儿子只觉得好笑，直接对他爹说：“你就原模原样给大夫拿过去，别加工了。”

要说这分工协作的第三条定律，就是化验室旁的厕所永远都是最堵的，上一层会海阔天空。还有如果需要取一些体液，一定要找个靠谱的同性，能给自己端屎端尿。

在大型医院，各类检查排队是有门道的。像血尿粪是花时间很少的一种检查，一般不用提前排队。测体液的其他有创检查，记得多带一个可供啃咬哭拽的同伴。相对于血尿粪、体液检查，B 超、CT、核磁则是需求量巨大的检查，排队在所难免，所以如果有同伴，记得提前去影像科室占位，待你查完这些不花时间的检查，即可方便入位，为拍片子节省时间。

超声基本上直接出结果，X 片、CT、MRI 片则需要等几十分钟到 1 小时。

告别检验科，他们径直走向了影像科，是奔着磁共振去的。

可是他父亲手上的戒指、手表，腰上的皮带和铁裤链还都在身上，要知道现在的医院用的基本上都是 3T 的磁共振机器，能产生超强磁场，可以把像手推车一样的铁架子直接吸到机器里，所以心脏起搏器、人工金属瓣膜，体内有金属异物、金属假体、钢板支架等都是磁共振的绝对禁忌症，因为强大的磁场既然能吸走车子，体内的这些铁制物也能被吸得移位，发生危险。当然，如果你用的是一些高级材料，如钛合金，是可以进行磁共振检查的。

所以，磁共振检查前，一定要全面检查自己有没有铁质的东西，卸掉发卡、假牙、耳环、首饰、金属扣和皮带，有些女士如果方便还需要取环再做磁共振，总之体内的一些材料要如实向医生反映。

分工协作的第四条定律：早早让家属未雨绸缪去人多的检查处排队预约　像影像类的检查基本都是看病的必点菜，早排早占位。不仅如此，你还需要穿一身宽松的休闲装，别携带金属。试问天下的裤子，有哪些是不带裤链和皮带的？答：唯有运动服也。否则，也许你需要脱裤子或跟亲朋换裤子穿。

其实影像类的检查，除了磁共振,CT和B超也很常见。只不过，B超和磁共振一样，对人身体基本没有伤害，因为它们工作的原理无非是利用磁场和声波，丝毫没有涉及带电粒子。但是CT和X光片却是涉及带电粒子流的，这些带电粒子流要透过身体打在身后的靶上，留下来的阴影就是片子拍出的效果，所以这两个检查对身体是有辐射的，孕妇和孩子要慎做。

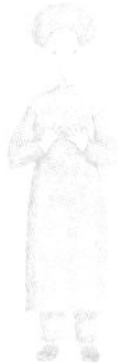

检查

是“镜”还是“穿”，有创无创很关键

是不是硬汉，膀胱镜说了算

刚琢磨完分工协作，老妈的检查结果就出来了：支气管舒张实验，阳性。

我将检查结果给了戚老师，戚老师说：“小赵啊，你母亲是慢阻肺合并哮喘，她的气道还有一定的可逆性。”

我妈插嘴道：“戚老师，那还用不用开药呢？”

戚老师：“不用了，你先把我昨天给你的那些扩气管的药用完再说。”

正说着，老妈连着打了好几个喷嚏，并流出了清水一样的鼻涕，老妈说：“哎呀，这两天折腾的，感冒了。”

还没等我说呢，戚老师问：“你是不是每次打喷嚏都连打好几个，鼻子还流水，而且基本上早上一起来就会打好几个喷嚏？”

老妈：“就是，就是啊，戚老师，您怎么知道的？”

戚老师：“小赵啊，你母亲这是过敏性鼻炎。与气道是同一种性质的疾病，哮喘往往都会伴随着过敏性鼻炎，而哮喘通常是早期的表现，时间长了，就成了慢阻肺。我给你开点辅舒良，商品名是丙酸氟替卡松，你让母亲回去喷鼻子用。”

我：“谢谢，谢谢戚老师。”

从戚老师的诊室出来，我就拉着老妈问：“你打喷嚏的事儿，之前为啥不说？”

老妈：“小感冒还用说啊，我来看大病，大病弄清楚了就行。”

我：“什么小感冒，合着在你眼里那些打喷嚏都叫作感冒？很明显，你现在打喷嚏流出的液体跟水一样，根本不是鼻涕，而是过敏引起的，你的哮喘也是过敏引起的。你以后有任何头疼脑热、发烧咳嗽都得向我说，别自作主张，一有事儿就吃感冒药，那能管用吗？”

老妈：“哎呀，知道了，知道了，又唠叨起来了。”

我：“你以为我愿意唠叨啊，就是你让我变成了一个不得不唠叨的人，我容易吗？”

老妈：“哎哟，哎哟，你是不是职业病啊，管病人上瘾？”

我：“妈，我要是放任不管，你再气短一两天，就要像旁边这个大娘一样去查血气，疼哭你。”

老妈：“你老妈什么大风大浪没见过，你以为我像个娇气包一样，抽个血都怕？”

我：“说你不懂你还真不懂。血气分析扎的是动脉，平时抽血扎的是静脉。动脉深，静脉浅。动脉细又少，不好扎，可能要挨好几针；静脉粗，闭着眼都能扎出血来。你要是愿意，下次可以挑战一下血气分析。”

我接着又说：“很多时候，你们都爱根据字面意思去猜这些检查是怎样的，但其实可能恰恰相反。一般带‘穿’字的检查都是有创的，带‘镜’字的检查多为无创的。临床上因为这些‘吓人’的检查，闹出了不少笑话。”

老妈这才不说话了。

犹记得我刚毕业那会儿，师姐让我帮她给一个患者备皮，小伙子听到后，吓得撒腿就要跑。

我说：“跑什么，过来备皮。”

小伙子：“大夫，你要把我的皮肤削下来备着，给手术时用？”

我当场差点笑喷，硬是忍住了，说：“小伙子，备皮的意思是剃毛，你明天有疝气修补手术，今天需要剃毛。”

小伙子：“大夫，没有男医生吗？”

我：“男大夫上手术台了，要不你等到晚上他们下手术台再剃？”

小伙子：“不了，不了，他们怪累的，万一到时候打盹儿误伤了就不好了。男大夫的手也比较重，万一剃伤了就更不好了。”

我：“脱裤子，躺好。”

小伙子照做了，可就是手不离身。

“唉，我说，别捂了，有什么好害羞的。看看你，都捂成中分了，待会儿不好剃。在医院里没有男性、女性，只有医生和病人。”说罢，小伙子还是手不离身，只不过手转移到了眼睛上。

备皮的故事还不是最绝的，最绝的是关于“镜”的故事。

我们都知道，医院里做检查时经常会用到两种镜子：一种镜子是顺着人体正常管道进去的，不会再另辟蹊径，这类镜子包括胃镜、肠镜、肛门镜、膀胱镜、支气管镜和喉镜。因为我们有天然的气管、食管、肠道和尿道，所以这些镜子可以顺着这些通道进入人体深处。另一种镜子就是有创的，要开辟新通道，包括关节镜、腹腔镜和胸腔镜。这些镜子若要进入体内，需要在皮肤上做个切口，然后伸进，常常会伴随着手术，或者手术探查。

不知道是受后者影响的缘故，还是因为镜子太长让人眼晕，大家对胃镜、肠镜、气管镜和膀胱镜竟产生了无与伦比的恐惧。

还记得当年陪老妈去做胃镜，在胃镜室门口等老妈出来的时候，顺便听了听患者对胃镜的各种描述，他们描述的过程真叫一个"惊险刺激"。令我印象最深刻的，是有个大妈说做胃镜就跟表演杂技吞剑一样，眼瞅着"长棍"向自己的心脏扎过去。其实胃镜只是顺着人体天然的管道——食管进入胃里，走的是消化系统，连胃黏膜都很少能伤着，怎么可能一下跨界跑到循环系统的心脏里去打眼穿洞？

真正做胃镜的流程是，前一天晚上禁食，基本上需要 8 小时禁水、禁食，以保证胃里是空的，因为镜子下去是要观察胃里的黏膜而不是胃里的食物。

在做胃镜之前的 10~15 分钟需要口服盐酸利多卡因，这个药会让喉咙暂时麻痹，不至于引起很大的呕吐反应。接着，就是张嘴，进管子，这时屏幕上便能看见自己身体里粉嘟嘟的可爱黏膜。然后配合吞咽动作，贲门才能打开，镜子才能顺利进入胃里，观察胃里的情况。最后镜子出胃，向更远处照一下十二指肠，整个检查就算结束了。整个检查用时 5~10 分钟，之后等喉咙完全好了，才能开始吃喝，不过这是两个小时之后的事了。

做肠镜其实跟做胃镜相似，走的都是消化道，只不过一个上入，一个下入。所以，在胃镜室常常会有这样一种现象，就是胃镜室一般上午做胃镜，下午做肠镜。不为别的，就是因为很少有人能空腹饿到下午。对于这样的安排，早些年曾有一个大学生谨慎地问我："大夫，你们这上午做胃镜，下午做肠镜，第二天做胃镜的管子是不是前一天下午做肠镜的管子？"

面对这样无厘头的问题，我本能地迅速反应："当然不是。"

大学生说："是也没关系，反正我做的是肠镜。"

转念，他又说："不过，大夫，这近乎 1 米的管子你确定要都插入？"

其实，如果你知道大肠有三个拐弯，像个"冋"字一样，环绕下腹 3/4，就会知道其实 1 米不是很长，每段 20~30 厘米的肠道乘以 3 也就将近 1 米了。所以，肠镜的管子远比胃镜的管子要长，这也充分说明了肠镜和胃镜用的是不同的管子，这点大家可以完全放心。

就像做胃镜的准备工作一样，做肠镜的患者也需要在做之前先清理“库存”，也就是说格式化一下肠道，把便便尽量外排，因此医生常常在前一天给患者用泻药帮助其排便。

在做肠镜时，患者一般左侧卧位，保持肛门括约肌的松弛，然后开始进管子。这时患者可能会有种屁股想“吐”的感觉，其实这种感觉非常常见，忍忍就好了，因为无论什么东西，从紧闭的肛门括约肌门前经过的时候，括约肌总把它当作便便，让人有种想要排便的感觉。

管子进去之后，其实就像在隧道里行车一样，管子是要顺着肠道的自然形状时而直走时而转弯，时而患者还要配合医生左右摇摆，以帮助管子顺利通过肠道的拐弯处。如果遇到难以拐过去的弯，医生还会给患者的肠道充点气以助镜子通过，每每这时，正在做肠镜的患者总是高喊一句:“这酸爽！”

接下来，就跟旅游拍照一样，来一张，再来一张；这里拍一张，那里再拍一张，完美地抓拍肠道取活检，再送病理出报告。

膀胱镜，走的是水路。

依稀记得在实习的时候，跟患者聊天，得知所有镜子里面最让他们望而生畏的莫过于大名鼎鼎的膀胱镜。一个人高马大的七尺男儿在膀胱镜的检查室里，也左右徘徊，变得很紧张，甚至有点不知所措。

而同样来做膀胱镜的大妈，则明显淡定很多。

不是因为大妈比壮汉更能忍受疼痛，而是因为女性相较于男性有一种先天的优势。

女性的尿道粗、短、直，约 3 厘米，男性的尿道细、长、弯，约 16 厘米，而且还有三个生理性狭窄。膀胱镜检查就是要用一个很细的电子镜，从天然的尿道进入，一直逆行到尿道的根部，然后到达膀胱查看这一路尿道和膀胱黏膜的病变，很明显，壮汉的检查用时会比大妈的长，对黏膜的刺激也更大。

当然，考虑到尿道比食管和大肠细，检查的体验会不舒服一些，所以医生会人性化地在膀胱镜检查前向患者的尿道里加入利多卡因凝胶，因为这种凝胶麻醉剂能很好地麻痹尿道，从而减轻患者的痛苦。

然而，即使这样，壮汉还是敌不过大妈。

黏膜的损伤基本上三天才能恢复，也就是说，做完膀胱镜的患者在三天内会出现正常的血尿。不过，检查带来的血尿并不是什么严重的事情，因为尿道的上皮更新速度是非常快的，只要多喝水，多排尿，三天左右基本上就能恢复。

所以，是不是硬汉，膀胱镜说了算。

最后的一个镜——支气管镜。

这四大镜里，患者评价最好的，应该就数支气管镜了，这是不是跟你的认识恰好相反？

要说最娇贵的器官应该就是支气管和肺，稍微呛点水都够你咳半天的，更别说往气管里下镜子了。但恰恰是因为它反应太过灵敏，呛点水都不行，所以要想通过镜子看到内部的情况，就不得不麻醉，而一麻醉，患者做检查就跟打盹儿一样，没有丝毫的感觉。

于是，医生就开始用一个很细的镜子，从人体天然的管道——气管开始进入，分别查探气管的黏膜情况、气管的形状有没有被肿瘤压弯，或是收集气管里的痰液进行实验室检查，对于难以判断良恶的气管病变，还能抓取组织进行活检。

以上，就是走正常人体通道，进行常规检查的各种镜子。

如果非要来点带颜色的，那么表浅的淋巴结活检可能算是见血里最轻的。

还记得早些年实习转科时，有一老太太来医院看病，她不明原因地发热，腹股沟的淋巴结还肿得特别大。当时老太太除了冠心病外没查出是什么病因导致淋巴结变大的，家属又非常担心，所以我们给她的建议是做淋巴结活检。

这个“淋巴结活检”可吓坏了患者家属，他们觉得这就是“割肉”，割掉了他们母亲身上宝贵的肉。其实，淋巴结在我们全身上下数以万计，它就是身体里的一个个保安站岗放哨的站点，这些点连起来能形成一张大网，几乎无死角、全方位地包围人体。

所以，从这个大网里取最表浅的一个点，对于人体几乎没有伤害，因为它很表浅，就埋在薄薄的皮肤下，取的时候局部麻醉即可。更深层次的淋巴结活检，一般跟随着手术顺带做了，医生会在术中取淋巴结直接送病理，来判断肿瘤切得干不干净，有没有发生转移。

所以，其实家属不必过度担心淋巴结活检的后遗症，因为它基本上没有什么后遗症，就跟用小刀刮伤了手差不多。

见血里第二轻的，应该就数“介入检查”了。这个检查常常伴随着支架，一说支架，大多数人可能就会联想到手术，怪吓人的，但其实不是所有的手术都会上演生离死别的。

如果说胃肠镜走的是空路，膀胱镜走的是水路，那么介入检查走的就是血路。在体表找一个最浅的动脉，穿进去，就“穿越到了另一个世界”。镜子顺着四通八达的血管，可以想去哪里就去哪里，若前方遇到“塌陷”情况，直接放个支架把“塌陷”的地方撑起来。整个操作都是在血管里进行的，丝毫没有逾越到血管之外，确实“服从组织，严守纪律”，所以，整个检查做下来对人的损伤很轻，唯一有点影响的，可能就是要“吃”点射线。

老太太的淋巴结化验结果未见异常，不过这次来院，却把老太太的冠心病问题解决了。大夫们从老太太的前臂找到了桡动脉，进行穿刺，然后顺着桡动脉就来到了心脏，接着就把支架顺着血管里的导丝放到冠状动脉里，手术就完成了，所以，这里的介入手术抑或介入检查，其实并不像我们潜意识里所理解的那样，需要开膛破腹，血肉模糊。

上面说的这些都是纸老虎，听着吓人，但其实并不吓人。而下面的要说的可是真老虎，听着跟笑话一样，但其实可能后患无穷。

若干年前，一个夜晚，我正在急诊室跟大哥拜师学艺，一位男士捂着自己的下体，表情痛苦地进来了。

问完病史，在场的医生、护士无不惊奇，都争相过来观看男子的切口。原来该男子嫌医院的包皮环切术太贵，索性就在淘宝上买了一个环切器，在跟店主沟通取得技术要领并看了五星好评的留言后，男子一咬牙，直接自己动手切了。不过，切是切了，就是没切下来。大哥查看了伤口后，开始消毒、清创、缝合，那场面真是“一滴碘酒一声嚎叫”。不仅如此，由于刀没消毒，男子还得注射破伤风疫苗。本想省钱，反而多花钱又多受罪，真是赔了丁丁又折兵。

所以，包皮环切术看着简单，其实是个技术活儿。

实际上，在面对医院的有些检查时，我们还真不能异想天开，只看字面意思，因为实际情况往往不会如你所想。

常见的肝穿、肾穿、心包穿，这些带“穿”的字眼儿其实都暗藏玄机；测心、测肺、测血压，这些测量的指标里还隐藏了一种风险较高的有创检查，不说你可能都不知道，中心静脉压的测量跟量血压完全是两码事。

别看中心静脉压的测量和量血压都代表着测血管的压力，但到底是量动脉还是量静脉，差别就大了。

大伙最熟知的量血压，量的其实是动脉的血压，一个袖袋绑在上臂，然后不断向里面加压，通过听诊器听动脉的搏动范围，来确定血压的高低，正常人的理想血压是在 120/80mmHg 附近波动。

而中心静脉压常常是在 ICU 里给重症的患者测量用的，测的是大静脉的压力。

中心静脉在人体的大胸腔里，所处位置比较深。通过测量中心静脉压能够知道血容量的多少，了解患者的心肺负荷，但这种测量方法是有创的。它是从外周的静脉血管里插入一个管子，一直插到中心静脉的位置，然后把管子留在身体里，一方面方便补液，另一方面可以测压。

像一般无创检查，多是因为这些器官在体表本身就有开口，顺着口入就是无创。而大部分的实质性脏器在体表没有开口，要检查这些器官的情况，尤其是看影像片子模棱两可的时候，就需要做病理分析，需要穿刺。即本着两点直线最短的原则，拿着针直接插到这些器官里去一探究竟，吸点组织液或者细胞出来去做病理。

但是，难就难在怎么穿。这些器官又不像浅表淋巴结那样能突出皮肤，它们往往藏在肚子深处。如果非要形容一下，就像是一锅东北乱炖，器官和器官层层叠绕，还有血管相互穿插，而考验你的是，怎么才能避开这些血管直达府邸。

所以，从技术上说，这类穿刺就比抽个血、扎个针那类穿刺危险性更大一些，做这类检查往往需要病人住院。

为了避开血管，临床上，医生多用 B 超来辅助穿刺。因为血跟肉的回声是不一样的，用 B 超好区别血管和脏器的位置，然后医生可以在屏幕上规划出一条避开血管的路线，之后沿着该路线进行穿刺。

不过像这种穿刺见血的活儿，术后出血是每个医生都担心的情况，所以穿刺之前的血液检查非常重要，因为这关系到你身体上穿刺后的窟窿能不能被补上。

我们都知道身体里有一种物质叫作凝血因子，它就是身体里的补丁。如果它的数量不够，往往意味着术后有出血倾向，就不能进行穿刺，只有数量够了，才有能力把穿刺留下的洞补上。

常见大内科的肾穿、胸穿，大外科的肝穿、腹穿、心包穿，还有妇产科的羊水穿刺都是临床上常见的穿刺，穿刺虽然常见，但风险亦常见。

对于要做肾穿的患者，术前需要验血合格才可以穿。而之所以要做肾穿，是因为影像设备看到的像素太低，看不到细胞水平，所以要取出细胞看看肾到底被折磨成了什么样子，发生了什么改变。

由于肾在人体后腰的位置，所以患者做穿刺时一般趴着，肚子底下垫个枕头，好充分抬高肾脏。穿刺点常常在右肾下极的位置，为了减轻患者的痛苦，医生一般会打局麻，麻醉即将进行穿刺的这块皮肤，然后让患者憋气，开始穿刺。

穿刺结束后，医生取出留存在针管里的组织细胞，并要求患者密切监视尿液和练习床上排尿，不为别的，就是看看患者有没有血尿，有没有穿到患者的大血管，同时还会要求患者静躺，因为怕活动后出血，加重肾损伤。

其实需要让患者憋气的不只是肾穿，还有肝穿，你一定很奇怪，为啥要憋气呢?

因为，是个人都要喘气。我们一吸一呼之间，膈肌会上下做活塞运动，肚子里的器官也会左右摇摆。为了使它们稳定住，只能给它们加压，于是，医生会告诉你：来，憋气。

由于肝脏位于人体右侧肋弓的下缘，所以患者常常是仰卧着。穿刺的手法大都相似：打麻药，开始穿。你要问这个过程痛苦吗？其实一眨眼的工夫就穿完了，因为一般人憋气的时间也就几秒钟，很少有人能达到运动员的水平。医生要在你憋气的几秒内完成穿刺，即便痛苦，几秒钟也就过去了。

那肝穿有没有危险性呢？其实，一两秒钟的肝穿，取得的小条肝组织也就是直径为 1~2 毫米，长度为 2 厘米左右的小肝条，只占肝脏重量的五万分之一左右。

由于肝脏具有很强的再生能力，1/4 的肝就能长成一个完整的肝，所以五万分之一的损失对于肝来说基本可以忽略不计。

只是肝、肾这两个器官都是血流量非常丰富的器官，所以，术后出血是每个医生都很担心的情况，而这也正是这两项操作的危险之处。因为如果没穿好，可能就会内出血，继而形成血肿压迫其他脏器，所以术前关于凝血功能的测定就显得尤为重要。

除了肝穿和肾穿，胸穿其实更普遍。

而胸穿的危险不在扎出血，而在扎出气。

对于正常人来说，肺脏外面和胸壁之间是有极少量的滑液来润滑肺脏的，就相当于在两个相互摩擦的面之间揩了一层油，起着降低摩擦力的作用。

临床上很多人之所以要做胸穿，就是因为这两层之间的区域夹杂了大量的液体，其中以各种病原菌感染肺部引起的炎性胸水最为多见。

这个时候，就需要医生借助外力将胸水抽出去，因为水是实的，肺类似于一个含气的气球，过量的胸水会挤压着肺，让肺没法扩张，于是，人们就会呼吸困难。

但是，扎也是有技巧的。

因为肺脏就相当于一个充满气的气球，现在气球外面被一层水包围着，这些水压迫着气球，使得气球越压越扁，于是，就需要借助外力将这些水抽出去。

胸穿需要扎得刚刚好，即水能抽出而气球不破，若扎得不好，水能抽出但气球也破了。也就是说，胸穿的一大危险是发生气胸，就像一个没扎口的气球，肺很快就会发生萎陷，人也会因此而呼吸困难。另外，还有一些人会发生胸膜反应，突然晕厥。

正常的胸穿过程，医生会要求患者抱着椅子靠背，充分暴露后背。大夫会像敲鼓一样叩诊听音，音调高亢的就是肺，里面存着气体；音调低沉的是水，里面是实心的，所以要从这儿进针。这个位置常常在肩胛下角线第 7~9 肋之间，从这里穿进去抽水，好缓解患者呼吸困难的症状。

不过，如果患者凝血异常，又有严重的心脏病，肺功能严重不全，或者穿刺的这块皮肤有感染，都会为穿刺带来很大风险。这些情况又称为穿刺的禁忌，所以面对这些情况，医生常常会放弃穿刺。

如果你以为以上这三种穿刺就是最危险的，那还真是 too young too simple（太年轻，太天真）了。因为，真正危险的，最考验技术的，是在活动的物体上操作。就像是经验丰富的汽修工能在着火的马达上修车一样，心包穿刺才是体现一个医生临床技能的金字塔尖。

对于一个正常人来说，心脏是一刻都不会停止跳动的。心脏的外面穿了一件衣服，这件衣服就是心包，负责包裹心脏。现在衣服和心脏之间产生了“水花”，俗称心包积液，而心包穿刺就是为了抽出液体，减轻心脏的负担。因为在陆地上跳一下和在水里跳一下，心脏做的功是完全不同的。

如果你现在还没意识到这个操作的危险性，那么可能是没有想到心脏跳动的节奏。就像一根针扎在一个物体上，当两者都静止的时候，它扎的是一个眼。但是当这个物体开始运动而针不动，那么这个针就扎出了刀的快感。如果它接触的是心脏，那么它对心脏的损伤将是划了一道，而不是扎了个眼。

所以，在进行心包穿刺时，医生一般都会小心翼翼，缓慢进针。顺着剑突的位置进去，可以有效避开心脏表面的大血管，然后就是细细感受心脏的撞击，生怕针尖扎着心脏。在有落空感而无心脏撞击时，就说明针进入心包里了，此时再用注射器小心抽液。

心包穿刺的危险还在于容易误伤周围，比如心脏的后方是肺，下方是肝，心包穿刺的并发症就有可能造成肝损伤或者肾损伤。就算针按正常轨迹进入，左右不偏，但上下深浅的功夫也是有讲究的。深了容易扎到心肌，引起心律失常，或者扎到冠状动脉，引起出血；浅了，又容易扎不进去，起不到治疗的效果。就连消毒，对于心脏都是一件非常重要的事情，就像“刀一旦出鞘，不是杀人就是救人”一样，心包穿刺本身是为了缓解心包压力，但如果消毒没做到位，就很有可能“引狼入室”，将病菌带入心脏，引发感染。

此四种穿刺，堪称听者无谓，做者有谓。在做之前提前了解，也决定着你在做的当天是否能够从容淡定。

区别于大内科和大外科的这些穿刺，妇产科的羊水穿刺是另一种风格的穿。

不是每一个准妈妈都需要做羊水穿刺，做的前提是怀疑胎儿有畸形风险，如 35 岁以上的大龄孕妇、有家族遗传畸形的、以前怀过畸形胎儿的，或者 B 超显示胎儿发育异常的，这些准妈妈都需要做穿刺排除一下。

子宫像是一个厚实的墙壁，羊膜像是航天员头上的头盔，我们要做的就是把针管穿过墙壁，扎进航天员的头盔里去，吸点他们赖以生存的空气，然后化验这些空气有什么异常。也就是说，羊膜里面的液体环境是胎儿赖以生存的环境，而我们需要吸点这些液体来判断胎儿是否健康。因为这些液体里就有胎儿脱落的细胞，可以进行基因检测，来筛查包括唐氏综合征在内的一些遗传病。

但有穿刺就有风险。胎儿生存的小泳池若一下被抽走 20~40 毫升（10% 的羊水）的水，那么胎儿就有可能不高兴了。也就是说，羊水穿刺的流产率在 1% 左右，羊水污染比例在 0.8% 左右，穿刺后还有可能引起宫内感染、羊水露出、阴道出血等。

但相比 20 世纪 60 年代的检查来说，羊水穿刺的安全性和可靠性都大为提高，而且已经得到世界的公认。总的来说，它算是一个“大正小误”的检查，毕竟早期排畸可以避免很多人一辈子的不幸。

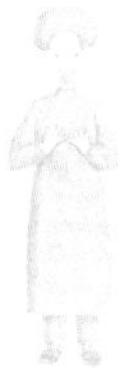

化验单

看懂血常规，这点简单技巧够用了

红道跑运输，白道守家门

镜啊、穿啊、刺啊做完，我们在医院最常遇到的是各种化验报告。你会发现大多数检查化验单，最后都附有一条结论，这个结论都是定性的。

唯独有一种检查，它最常见，但常常只显示数值，让人看得云里雾里，不知所谓，这个检查就叫作“血常规”。患者要是碰上有几个指标高了低了，心里也会跟着七上八下，完全没有了底气。

不过要看懂血常规，也不是什么难事，这点简单的小技巧就够你用了。

我们都知道血管里流淌的是血液，血液里走的细胞也不是一家的，而是三足鼎立，共分天下，这三足分别是红细胞、白细胞和血小板。红细胞主要承担运输的功能，运走二氧化碳，运来氧气；白细胞主要承担警察的功能，追杀各种病菌；血小板主要承担补丁的作用，与凝血因子一块儿来织网织布，哪里有洞补哪里。

所以从作用来说，红白两道儿略显重要，它们各占了血常规化验的半壁江山。红道儿的包括：红细胞计数（RBC）、红细胞压积（HCT）、平均红细胞体积（MCV）、平均红细胞血红蛋白含量（MCH）、平均红细胞血红蛋白浓度（MCHC）、血红蛋白浓度（HB）、红细胞分布宽度（RDW-CV）；白道儿的包括：白细胞计数（WBC）、中性粒细胞比例（NEUT%）、淋巴细胞比例（LYMPH%）、单核细胞比例（MONO%）、嗜酸性粒细胞比例（EO%）、嗜碱性粒细胞比例（BASO%），以及这些细胞的真实计数，都属于白道儿。

看着这些名称，还真是眼花缭乱，不过，如果你细细理理，其实每个指标都说明了一个问题。

就拿红细胞来说，它长得就像一个“麻团”，上面的芝麻就是血红蛋白。正常情况下，红细胞和血红蛋白是按一定比例均匀分布的，所以检测血红蛋白和红细胞的数量，都可以用来判断是否贫血。不过，像这种夫妻档指标除了能看贫血外，还能互相监督，因为血红蛋白和红细胞比例若有较大差异，往往代表红细胞的体积和形态变了。而形态变了，运氧的效率就会下降，路遇拥挤的地方就容易挤破发生溶血，引起贫血。

血红蛋白长在红细胞上，当血常规的化验结果显示，红细胞和血红蛋白都升高时，说明骨髓造的血多了。可为什么骨髓好端端的就给你多造红细胞？常见的原因是因为你缺氧了，你的身体需要更多的红细胞来运氧。像心脏血管畸形、慢阻肺、肺动脉瘘等缺氧的疾病，都会使得这两个指标上扬，而造成这两个指标下降的，往往是因为原料不足或者被攻击了，导致红细胞数量下降。原料不足往往对应着骨髓造血功能的损坏，即各种贫血；被攻击了，常常表示红细胞造出来的时候长得太丑，白细胞都不认识它了，直接把它当坏蛋攻击了，从而发生了溶血，导致红细胞破裂，数量减少。

白道儿上的，就是另一个世界了。由于各种白细胞都很蛮横，职业就是“驱除鞑虏，匡扶正义”，所以根据它们的武艺和长相可分为两大类：粒系和淋巴系。可以这么说，粒系的擅长单独行动，淋巴系的擅长集体作战。

白细胞的第一种：中性粒细胞。它可以用“跑男”来形容，不仅是跑得最快的，往往第一时间到达事发现场，而且还是五种白细胞中数量最多的。一旦身体发出信号——肾上腺素一多，中性粒细胞就开始出击，从四周的小血管跑进中心的大血管。所以，如果测得中性粒细胞多了，往往代表前方出现入侵者，中性粒细胞正在集合，准备加速跑到事发地。也就是说，你体内有炎症了，常见可能的原因有急性感染、创伤、急性大出血、急性中毒等。当然，如果本身骨髓造的白细胞多，那么血液中的幼稚粒细胞也会相应增多，这类疾病以白血病多见。

那如果中性粒细胞少了呢？少了其实比较有意思，因为我们人体正常是有很大储备空间的，骨髓中存储着 2.5×10^{12} 个中性粒细胞，约为血液中的 15~20 倍。也就是说，我们能源源不断地制造很多很多细胞，生产力是很强的。当中性粒细胞数量 $<1.5 \times 10^{9}$ 时，造都造不过来的时候，我们就要想想这究竟是为什么了。

可能的原因有两个：造血系统出问题了或者消耗太大、供不应求。对于造血系统出问题了，往往对应着以再生障碍性贫血等为代表的各类贫血、阵发性血红蛋白尿等。消耗太大、供不应求往往对应着发生了非常严重的感染，导致免疫细胞的数量被消耗殆尽。

白细胞里的第二种：单核细胞。这种细胞体积稍大，特点就是“吃吃吃”，它擅长吞掉危险的东西。它少了，没有临床意义；它多了，倒是有点意义。要么是生产得多，要么是美食多，诱惑吸引了它。生产得多代表着骨髓增生性疾病，美食多代表着病原微生物多的疾病，例如感染性心内膜炎、疟疾、黑热病、急性感染恢复期、活动性肺结核等，这些对于单核细胞来说，都是美美的自助餐。

白细胞里的第三种：嗜酸性粒细胞。这种细胞对待“虫虫”和过敏，都别有一番威力。它能反击很多寄生虫，包括血吸虫病、蛔虫病、钩虫病等。这些虫虫的出现，往往意味着嗜酸性粒细胞的增多。对于过敏，它的升高，往往预示着支气管哮喘，药物、食物引起的荨麻疹、血管源性水肿等疾病。

白细胞的第四种：嗜碱性粒细胞。和单核细胞类似，它的减少，没有临床意义，但是多了，会有影响。它一受到惊吓威胁，就开始释放大量过敏物质，所以我们易患过敏性结肠炎，类风湿关节炎，药物、食物等引起的超敏反应。从这个意义上来说，它的升高往往意味着过敏。

淋巴细胞是整体作战的群体，它的升高意味着炎症感染，尤其是病毒感染，如麻疹、水痘、肝炎、腮腺炎、梅毒、结核等。当然也有可能是出厂的时候制造多了，比如急性淋巴性白血病和淋巴瘤等。而它的降低，往往意味着免疫缺陷。除了先天性的免疫缺陷，后天大量使用糖皮质激素或者免疫抑制剂也会减弱淋巴细胞的战斗力，使得它们数量减少。

红白细胞其实打的是排列组合，好几个指标都高或好几个指标都低，往往要先猜是骨髓造血的问题。因为骨髓是生产厂家，若生产线坏了，各个产品都会受到影响；如果指标高高低低，就用刚才的那些道理去好好想想到底问题出在哪里。

至于最后一点，关于血小板的各种数值，你只需要知道，血小板代表补丁。它多了，常常代表厂家生产多了或者群众需要它，即骨髓增生性疾病或急慢性炎症；它少了，常常代表厂家破产或者遭迫害了，即再生障碍性贫血或脾功能亢进导致的紫癜。

说完血常规，再说说尿常规。尿常规正常，则意味是“肾从血里成功地挤出了尿”。所以如果尿异常，不是肾坏了，就是血坏了。对于血尿、蛋白尿、异常的管型尿，可以先去猜肾上的疾病，毕竟，肾没把好门儿，才让血里的红细胞和蛋白质漏了出去。而尿里如果酸碱异常，则往往反映的是血液的酸碱异常，至于这些现象背后更深层次的原因，则需要借助更多的影像设备来完成。

对于最后一项常规——便常规，相信大家判断的经验会比较丰富，因为我们天天看到它，它的样子发生变化，我们也会更加注意。

我们往往从颜色和味道两方面判断，拉肚子、溏便常常代表消化不良；米泔样便，常常代表被细菌感染了，例如霍乱；黏液便和脓血便，常常代表菌痢；柏油样便，常常代表上消化道出血，大便就会油亮发黑；如果出血在低位，就会是鲜血便，但是鲜血便除了痔疮和肛裂外，还要警惕直肠癌；至于大便的形状变细，变得像面条一样，也要警惕是直肠癌造成了肠道狭窄。

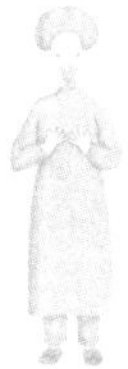

黑名单

被侮辱与被损害的

不理性维权，受损害最多的还是自己

老妈睡了一路，到家门口才刚睡醒。

回过神来的老妈，一下就精神起来，忙活着在小区门口买些好菜，好犒劳犒劳我这个小啰唆。谁知，无独有偶，刘阿姨也在门口买菜。

一看到我，刘阿姨忙上来和我打招呼，话语间带着很强烈的哽咽感和焦虑感：

“楠楠，我问问你，我亲弟弟现在一天能瘦 3 斤，你说他这是咋了？”

我妈一下急了：“人咋能一天瘦 3 斤呢？有没有去医院啊？炖点儿肉汤补补。”

刘阿姨："不管用，我这一周都在我弟家给他做饭，顿顿有肉，可他吃了就吐，根本没什么胃口。"

我想了想说："有可能是消化的问题，得带你弟弟去医院查查。"

刘阿姨："查了，查了，之前还住过一段时间医院。肝上的问题还挺严重的，后来好点了就出院了。现在又不行了，愁死我了。"

我说："刘阿姨，你慢慢说，你弟弟的病，前因后果到底怎么回事？"

刘阿姨："我之前也给你妈发过微信。我弟前年体检，化验出了乙肝，不过没有在意。你也知道他从小就不服管，又娶了个不着调的老婆，早早离异了，孩子上大学后不怎么在家，他也不让孩子在家待着。他平时不善交际，成天在家喝闷酒生气，没过多久，消化就开始不好了，不想吃也不想喝，还时常肚子疼。有一次情况不太好，就送去医院，结果一去，医生就让住院，说情况严重。我当时都快吓死了，就怕我这唯一的弟弟出点什么意外。"

阿姨刚提到乙肝，我国是世界第一的乙肝大国。乙肝往往是各种肝病的导火索，很容易产生后续的肝硬化和肝癌。乙肝病毒就像是一个捣蛋鬼，正常细胞通过碱基 A、G、C、T 来编写指令时，乙肝病毒就会过去干扰人家书写条文，于是，细胞会写错别字，写的错别字就叫作基因突变。

同时，乙肝病毒还非常阴险，进攻的时候，常常把细胞戳破，导致细胞死亡。人体在死亡的细胞上会筑建围场，将整个细胞包围起来，这个过程就是肝硬化，就像肝脏里浇灌了水泥一样，肝脏会逐渐失去功能。

乙肝病毒的另一个阴险之处还在于，它造成的基因突变，不是让细胞的错别字写成“我要阵亡”，而是让细胞的错别字写成“我要生我要生”。于是正常细胞按照新写出的条文，开始疯狂地比谁能生，生出来的孩子聚集在一起就形成肿块儿，也叫肝癌，这些聚集在一起的细胞没有正常的肝脏的物质代谢功能，反而占据着肝脏的领地抢占着肝脏的营养。

听刘阿姨的描述，她弟弟的病情很危重，我猜八成是肝硬化、肝癌了。

我说：“你弟弟第一次的病历诊断，包括影像资料还在吗？”

“在，在。”刘阿姨说着赶紧从包里拿了出来。

敢情这病历一直装在包里呢，看得出来，刘阿姨确实很着急弟弟的身体。

我看了看她弟弟的病历单子，上面写着肝硬化。再一看病程记录，皮肤黏膜有出血，还有腹水，这一看就是肝硬化的失代偿期，不是一个简单的问题。拿出 CT 片子看了看，有点小结节，看着就不像良性的。

我说：“刘阿姨，这情况还挺复杂，得住院啊。”

刘阿姨：“我也知道要住院，大夫也说要住院，可就是住不上啊。你看我跑前跑后，都跑了两周了，可就是没有床位，住不上院。”

按说不该啊，西安又不是一线城市，一般不会出现病人等半个月都没床位的。我心里还正在奇怪呢，刘阿姨又说：“楠楠，你要不托人问问，看你同学谁能认识个人。我弟弟是一天天消瘦，都快皮包骨头了，再住不上院，我都不知道会发生什么事了！”

我妈在一旁听得那叫一个感同身受，还没等我开口呢，老妈就说：“爱霞，你别着急，我跟你弟忠国原来还是一个楼的，都是邻里邻居的。你放心，我让楠楠帮你打听，她的办法比较多。”

我也赶紧安慰道：“是啊，刘阿姨。你先别急，我问问再给你回信儿。”

回去路上，我边走边发朋友圈，问熟人，等消息。不一会儿，急诊大哥就给我回复了。他原来的战友就在医院的肝胆一病区工作，还给了我他战友的联系方式。

事不宜迟，我开始给大哥的战友打电话，对方是一个文质彬彬的中低音男士。

我问道："老师，您好。我是 ××× 的学生，打扰您了。请问你们医院预约名单里有没有一个叫作刘忠国的病人？ 50 来岁。"

老师查了查说："有的。"

我："老师，这个病人预约住院，预约了半个月了，为什么还没约上呢？"

老师："嗯，他比较难约了，让他去其他医院看看吧，也别耽误病情。"

我："老师，为啥他比较难约啊？"

老师："噢，是这样。刘忠国上医院的黑名单了，他这样等下去是住不了院的。"

我："为啥？"

老师："他之前在医院住过一次院，当时还是主任收的病人，给他各种治疗都用上了。看他还挺可怜的，老婆、孩子都不来看他，他也没什么钱，就一直拖着医药费。主任还尽量叮嘱我们开医保报销内的药，少开自费药，所以基本上能省的都省了。他出院的时候还欠着费呢，结果到现在都没补上。不仅如此，医院打回访电话的时候，他还对主任进行投诉，嫌开的药副作用大，吃了药不见好。肝硬化本来就是慢性病，哪能吃了药就立刻见好？还有前阵子，他姐来医院为他住院的事，在护士站破口大骂，引得很多患者家属都拿手机录像发朋友圈，弄得医院形象很不好，医生也很尴尬，这样的病人谁都受不了。最近，医院门诊量很大，每天都有比他严重、比他情况紧急的病人，病房的床位也确实很紧张，所以，他要想再进医院，真的比较困难了。”

我：“原来是这样，谢谢老师了，我再想想其他办法。”

老师：“不客气，恕帮不上什么忙。”

老妈看我挂电话了，就跑过来问我咋样。

我说：“妈，刘叔进医院黑名单了，住不上院了。刘阿姨大闹医院爆粗口，她弟回访电话举报主任，住院看病不交钱还一直欠着费呢。”

老妈：“啊？他还这样？那你说现在咋办？他那情况不是挺严重的嘛。”

我:“我也不知道，肯定要如实告诉刘阿姨，好让他们赶紧另寻出路，一直等着也不是事儿。”

我还不知该怎么开口呢，那边刘阿姨的电话就打来了:“喂，楠楠呀，不得了了。我弟现在肚子疼得厉害，尿都是粉红色的，该怎么办啊? ”

我:“刘阿姨，你弟弟的情况确实挺严重的，得住院。你之前住院是不是欠费啊? 你要么去把欠款补齐，把你弟弟的名字从欠费名单里剔除，那样也许可以住进去；要么去其他医院看看，争取住院。”

刘阿姨:“我弟弟现在没什么钱，其他医院现在去估计也住不上院，还得等，而且医疗技术咋样也没保障。楠楠，我听你妈原来说过，你在北京大医院干的就是肝胆外科，能不能去你那个医院住院呢? ”

我:“刘阿姨，你去北京就相当于跨省医保，报销比例更低，自己负担得更多。而且，你弟弟那病，看着像恶性的，你要做好准备，可能会血本无归。万一是肝癌，做手术大概会花几万块钱，做移植就要几十万，你们可要想好。”

刘阿姨听了我说的话，在电话那头沉默了……她不挂我也不敢挂，一会儿，电话那头又说:“楠楠，我今晚给你电话，去不去北京都给你个信儿。”

我说：“好，刘阿姨，你们再好好想想。”

晚上，正跟我妈研究今早开的喷鼻的药，刘阿姨的电话打过来了：“楠楠，阿姨问你一下，你的老师靠谱吗？”

我：“我老师擅长达·芬奇手术，人品好，技术佳……”

刘阿姨：“楠楠，你说的那些我也不是很懂。阿姨就问你一句，你导师能百分之百治好我弟弟的病吗？”

我：“刘阿姨，肯定不能百分之百，到哪儿也没有百分之百的保证，我老师的手术在业界算是做得漂亮的了。”

刘阿姨又陷入了沉默，许久，才说：“楠楠，我和我弟弟决定跟你去北京治病。”

我：“刘阿姨，你决定好了？这可不是一笔小费用，很有可能人财两空。”

刘阿姨：“我弟弟现在人都快过去了，我就是砸锅卖铁也要给我这唯一的弟弟治病。”

我：“刘阿姨，你弟弟对他这病是什么态度？”

刘阿姨：“我弟弟现在还不知道他的病非常严重，只知道这病非常花钱。就我每天照顾他，骗他说是肝炎犯了。楠楠，你以后还得帮我瞒住啊。我怕他内心接受不了，万一不想活了咋办，他已经够苦命的了。”

我：“好的，刘阿姨。这样，我现在还没跟我老师说明这个情况。我手里管的病人有几个过两天该出院了，他们一出院就应该能有床位，具体情况我还得请示老师，你要不等我消息？”

刘阿姨：“楠楠，阿姨也没啥文化，也听不懂大夫说的，就是看上你在身边，都是咱刘家人，自己人，比较放心。”

其实我内心还是比较担心的，真害怕到最后治疗效果不佳，刘阿姨再跟我老师闹起来；又或者再次欠费，让整个科室来背黑锅，扣奖金充药费，那我就是爱逞能的千古罪人，怎么想都觉得心在层层上升，又悬高了一节。

但是刘阿姨都把话说到这个份儿上了，哪有不帮的道理呢?!

我只好说：“刘阿姨，你等我电话吧，这两天就给你信儿。你这两天让你弟弟先吃点清淡的，别炖肉汤了，有任何急事，先去医院急诊或者社区诊所看看。”

第二天一大早，天刚蒙蒙亮，我赶到了机场，老远就看见了导师。

导师说："雅楠，你妈妈身体怎么样了？"

我："还可以，慢性病只能慢慢来。这次总算是诊断清楚了，我心里的石头也算落地了。不过，院子里有个叔叔，肝有点不好，想去北京看病。"

导师："哦？去北京什么医院看，协和、301，还是咱们医院？"

我："老师，他想找您看看。"

导师："他现在什么情况？"

我："看着像肝癌，以前肝硬化，还有乙肝。老师，他不想在本地看，已下决心找您看病。"

导师："又是你吹出去的吧？你以后说话不要那么满，给患者说话都要慎重再慎重。"

我："噢，知道了。老师，他是我们院子的大叔，我同学的亲爸。过两天7床和12床的患者就该出院了，您要不就收了刘叔吧？"

导师："下不为例啊。下次不要把话说得太满，不要让病人还没见医生呢，就产生这么大的信任感，要如临深渊、如履薄冰。"

我点头答应。

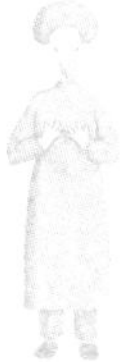

复诊

信任，是一切美好的开始

要想查得清，就要查得全；要想查得全，就得多花钱；不想多花钱，争当“傻白甜”

每天门诊一开始，就如同打仗一般。各地的患者会聚一堂，在诊室外排队候诊。面对病历本和化验单，导师要透过现象看本质，帮助每个患者做出最接近真实的判断。

可大部分的患者都嫌看病时间太短，抱怨等了两小时才看了 5 分钟。单拿导师来说，那也是干活能手，日常多见的疾病都是一眼望穿，所以简单的病看得快。麻烦的病，并发症比较多的，导师才会一再深思，权衡用药。

大多数患者并不了解这些情况，更关注的是自己的看病感受。半天 70 个号，有时候更多，导师再快，有时候也看不完半天的 70

个号，尤其这 70 个号里还不乏有千年难缠的钉子户。

这不，一上来就看见了个熟人，前两天威胁我给她卖人情挂号的那对小年轻和他们的妈妈。

女子：“教授，可算把你等来了，我上周专程去住院部找你，你都没在。就她，这个小大夫说你下周门诊，我们大老远的又跑了一趟，专程来看专家号。”

导师：“你好，请坐，检查单带了吗？”

女子的男友赶紧把化验单递了过去。

女子：“教授，你看这单子上阴性、阳性代表什么意思？”

导师：“阴性代表没有，阳性代表有。如果是检测疾病的指标，阴性就是好事儿，代表没病。如果检测抵抗力的指标，阳性就代表好。”

女子：“那你看看，我妈是好还是不好？”

导师笑笑说：“你母亲仅仅肝功有些异常，没什么大碍，其余结果基本正常，开点药回去吧。”

“大夫，话不能这么说吧。我妈没病，你给我们开这么多检查，这算不算是过度医疗啊？我妈明显是肚子疼，你给她查什么心电图？还说不是过度医疗？”女子不依不饶。

其实，这还真不是过度医疗。俗话说“内科怕发热，外科怕腹痛”，一个简单的腹痛在外科看来就有无限种可能，有可能是本身器官发生炎症，也有可能是临近器官的炎症，还有可能是缺血或者穿孔。

其实器官就像一个嗷嗷待哺的孩子，你得哄着它，爱着它，不能渴着它，饿着它。一旦缺血、缺氧饿着它了，它唯一的表达方式就是疼给你看。不仅如此，孩子的情绪是很容易受到煽动的，就像一个小朋友正在快乐地玩耍，旁边来了一个大哭大闹的小朋友，不一会儿，这里就会变成两个大哭大闹的小朋友。器官也是一样，虽然你感受到的是腹疼，但也有可能是因为心梗引起的牵涉疼。

心脏和肝脏虽然位于不同平面，但是通往它们的电线都要经过脊髓整合。如果脊髓的电路发生漏电，让来自心脏的痛觉搭在了去往腹部或者肩部的线路上，那么心梗的表现就是肩部疼或者腹疼，有的人甚至表现为牙疼。所以，为了以防万一，医生往往会开全套检查，防止误诊。

虽然女子咄咄逼人，可上次导师开的检查并不是很多，我有点奇怪。等翻开同事开的单子，我一下就全明白了。鉴于女子飞扬跋扈的外在表现，同事开出了“防御性诊疗”的化验单。

所谓“防御性诊疗”，就是说从实际病情看，医生开具了非常严谨、全面的各项化验和检查，回避诊治高危病人过多的转诊和会诊，也就是说查个全套，规避风险。

而几乎所有的医生在碰到这样的患者时，都会提高警惕，唯恐成为被告。因为很有可能，患者回过头来就说：“我当初在这儿看病，你们怎么没给我查出来是这个病？”

所以，如果要查得清，就要查得全；如果要查得全，就得多花钱；不想多花钱，争当“傻白甜”。

确实，“傻白甜”的患者对医生是绝对信任，医生也就不会为了防止成为被告而提心吊胆，面面俱到。

因为医生需要的是信任。

我还是医学生的时候，有一次接一个食管癌的患者进手术室。

在病房里，他的子女、妻子都在，他妻子拉着我的手说：“大夫，我们把他交给你们了。我们也不懂医，只是知道得了癌症就活不长了，不知道他运气好不好。希望你们尽全力救他，我们无条件支持你们。”

后来，虽然手术成功，但患者发生了癌症转移，历经数次化疗、二次手术、骨髓移植等多个鬼门关，总算是活了下来。在这期间，患者家属没有一丝埋怨，只觉得这命是捡来的，无条件支持医生的各种决定。其实正是这种信任彻底感染了当年的我，我开始自愿加班，晚上陪床。最让我感动的是，他们都知道我仅仅是医学生，却给了我大夫般的尊严，这也造就了现在的我能穿着白大褂坐在这里问诊。

其实立场不同，可能名词就会发生演化，医生口中的“防御性诊疗”，也许就是患者口中的“过度医疗”。

除了门诊，住院部也是患者口中“过度医疗”的东宫，天天都在东窗事发。而对于它的界定，除非是夸张到小品级别患者才能自觉识别，真实的环境里，就连医生都不知道该如何界定。

我大哥作为急诊一哥，常年战斗在急诊一线，每天都有各种各样、形形色色的病人在急诊做简单处理后，分流到其他科室进一步处理，可是，怎么分流就成了一件难事儿。

前不久，一个一过性晕厥、剧烈头疼呕吐伴有血容量降低的病人来急诊看病，看样子病得不轻，可是患者的病情比较具有迷惑性，在排除了食物中毒和外伤之后，很难第一时间做出判断，按照常理，这需要请心内科、神经内科、消化内科的大夫过来会诊，综合意见才能确定患者到底属于哪个科的病，分流入哪个科室。

因为要说头疼呕吐，有可能是因为颅内压升高，导致病人出现呕吐，如果是颅内压的事就要去神内；但也有可能是因为先呕吐，吐的量大，导致体液丢失过多，酸碱不平衡引起的头疼，这就要去消化内；对于一过性晕厥，还要考虑心血管方面的疾病，所以到底该去哪科，实在不好说，因为都有可能。

鉴于现在病房这么紧缺，大哥又心地善良，想让患者尽快住上院，不耽误救治，因为很多情况下得不到医疗救助是因为没有床位，所以大哥分别给消化内、神内、心内的住院部打电话，结果神内、心内的病房都满了，只有消化内有病房。于是，大哥毫不犹豫地把病人分诊到消化内，想着先进一个可能的科室，然后再请大夫会诊，这样患者就能得到快速救治。

本想着事情就这么结束了，结果，恰恰相反。

头疼呕吐的大爷去消化内先把消化内的检查做了一圈，结果显示大爷的消化系统良好，没什么问题。然后在消化内住院的时候，大爷请的会诊，由于消化内科良性结果的贡献，帮大爷成功排除了消化系统的疾病，于是大爷的会诊结果指示，大爷需要转到神经内科再好好查查。

不过，在消化科住院的那三天，神内也空出了病床。

于是，大爷又转诊到神内，进了神内一查就查出问题。大爷血糖、血脂、血压都高，常年的三高导致了脑部的动脉粥样硬化，发生了血栓栓塞，引起了头部的胀痛，恶心想呕吐，而一过性的晕厥，也跟脑动脉粥样硬化引起的脑缺血有关。

这么一圈下来，大爷花的检查费可真不少。

大爷有三个子女，三个和尚没水吃的故事就在这几个子女间上演了，没有一个人愿意为大爷的医药费出钱。女儿觉得养儿千日，用儿一时，将来房子是父亲留给弟弟的，这钱应该弟弟出。但大爷的儿子觉得大爷是他们共同的爸，这医药费该三家平摊，他平时只管老人的日常花销。于是，只要医生一催费，三家人就一块儿吵。

吵到最后，他们内部居然统一，开始状告医院“过度医疗”，非要让他爸去消化内住院，然后多做没用的检查好赚取病人的钱财。

现在来看，这个事情，不管是大哥、消化内的医生还是神经内科的大夫，貌似谁都没有做错，但钱就是这么少了。俗话说，术业有专攻，我们每收进来一个病人，只有把自己老本行的疾病都排除完了，才能放心交到下一个科室，否则就是术业不精、庸医典范。

可任何检查都得花钱，由于每个患者表现不一样，临床上不是每个患者都能第一时间进到该进的科室。有的患者表现比较具有迷惑性，往往真假难辨；有的患者表现虽真但过于缤纷，这些常常都会使分流出现次级优先。再碰上下级科室床位紧张的时段，本着“先救命”的原则，总得先进一个科室处理相关问题，于是你进的可能不是你最终要进的科室，有可能是转了几科之后才能透过现象看到本质，住进你最终需要的那个科，所以，这算是“过度医疗”吗？真的很难界定。

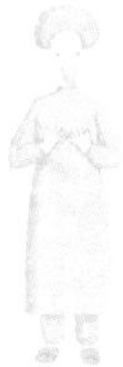

住院

赖床的“蝴蝶效应”

医药费流向大揭秘！这事儿也许和你想的不一样

一上午过得真快，导师都快看到最后一个患者了。

我说：“老师，您今天动作真麻利，70 个号居然还能按时看完。”

导师：“很多患者是来复诊的，所以就看得快了。哦，对了，明天还有两个病人办理出院，你今天去通知一下他们吧。你那个叔叔，如果他要来，就把 7 床的位置给他吧。”

我：“谢谢老师，我这就去办。”

离开门诊，我麻溜儿地一口气跑到了住院部肝胆一病区，径直走向病房。看到 7 床的患者和家属都在，我说：“黄叔，您各项指标都恢复得不错，回家养着吧，明天该出院了。”

黄叔说：“大夫，我还不想出院呢，再多住几天调养调养，咱不差钱。”

我：“黄叔，您是不差钱，可是病房差床位，别人还等着入住呢。”

黄叔：“那我不管，反正我没好全，别人跟我没关系。”

其实黄叔平日里就是一个挺难沟通的主儿，叫他黄叔不是因为敬着他，而是他的大名就叫黄叔，比他年长的大夫叫他都觉得吃亏，他的事儿就全权由我负责了。

我：“黄叔，您再住下去，您不差钱，我们这些小大夫就要破产了。”

黄叔：“你们还破产？你们不是赚我的钱吗？要说到钱，我还想把话说明白呢。就你们医生没有良心，为什么早晨抽完血，下午给我输血还要钱，这不是拿我自己的血卖给我自己吗？就知道想骗我钱，这些我都看在眼里，只是没说而已，你们还真当我傻呀。”

我差点没一头撞墙，这话说得太气人了。

我：“黄叔，您知道吗？现在医保局是单病种向医院付费的，您很明显得了不止一种病。我们给您治了好几种病，但医保局只给医院报销一种病的钱，剩下的钱由科室自行负担，而且，您的病医保是有限价的。对于您来说出院结算的时候只用负担 30%，因为您是职工医保，但是对于我们来说，医院要先垫付。年度结算的时候，医保局才会把钱统一给医院。如果您住院期间的花费超过了医保报销的上限，多出来的那部分就是医院承担了。您是我们科的病人，最终我们还得平摊您的医药费。您现在的情况，早已超过医保报销的上限了，多住一天我们就得用工资垫付您的医药费。”

气愤之下，我变得滔滔不绝：“像这种情况，您觉得我们还是赚您钱？过度医疗？我们自己不多垫钱都已经千恩万谢了，哪里会多开单子把自己的钱砸里面？当初医保局也是为了打击看病贵、过度医疗才制定此项制度的，我们也有当病人的一天，也会享受到该有的福利，所以很理解国家的政策和国家的难处。但我们同时也是小大夫，也要养家糊口。每个月拼死忙活、没日没夜地辛勤工作，就 3200 块的工资。到头来奖金扣完，工资还倒扣一半，比最低收入还挣得少，我们才是医院的冤大头。

“不怕您笑话，前天在电线杆上看到一则小广告‘招募民工，3000 块一个月，包吃住’。我心想这哪里是招民工，分明是在招医学博士。我们 5 年本科，3 年硕士，3 年博士，5 年住院医师，16

年后拿着3200元的月工资，真是哭了。我现在快30岁了，没房、没车、没时间。每个月领着倒扣一半的工资，每天干着加量不加价的活儿，什么叫知识改变命运，这就叫知识改变命运。

“所以，黄叔，看您现在身体恢复得差不多了，您就手下留情，能出院就出院吧。我们小大夫真心不易，还望理解。”

黄叔：“噢，我算是有点听明白了。可是我走了，你们不也要给别人垫付医药费？还是要出钱，那我出不出院就没什么关系了。”

我：“黄叔，话不能这么说。收治像您这样的重病号，我们会亏损，会垫付药费，但我们是医生，人不能不救啊。但也不全是您这样的病人不是？单病种的轻病号，基本上都能在医保报销的上限范围内，医保报销后还能有些结余，这些结余能缓冲大病种多花的钱。自费的情况也不用我们出钱垫付您的药费，各种情况都有。医院治病救人为第一位，但医生也是人，也要吃饭。您已经恢复得差不多了，也请谅解我们的不易，早日出院吧。”

黄叔：“噢，我明白了，说白了还是钱的事儿，嫌我是负担、是累赘。去找你们主任，我要跟你们主任谈话。”

我突然意识到，我说错话了。讲话还真是个技术活儿，讲不好就会掉进坑里。哎，怎么一不留神又说了真话，又给主任惹麻烦了，这月的奖金又玩完了。

黄叔现在的心情已处于风口浪尖，所以，我赶紧先乖乖退下，待会儿再来。

从黄叔的房间里退了出来，我又鼓起勇气去了12床。12床的患者一听说能出院，巴不得现在就收拾衣服，换下病号服。对于12床的举动，我真是受宠若惊，幸福来得有点太突然。

12床住的是一个高中生，是因为胆结石收入院的。我俩差不多大，她不管是私底下还是日常查房，从不叫我大夫，而是叫我“雅楠姐姐”。

临近分别，12床的高中生突然对我说：“雅楠姐姐，好舍不得你，明天我们就要分别了。我很喜欢医生这个职业，将来也想学医，你有什么建议吗？”

我想了想，说：“孩子，我送你个对联来激励一下吧。上联：十个医生，九个加班，八点写病历，七点起床，累得六亲不认五官不整，为的是四个患者三大手术，最后穿得二不拉唧，一塌糊涂。下联：一个患者，两个亲人，三个朋友圈，四面威风，查得五脏六腑六尘不染，为的是七种鉴别八方支持，最后落得九五至尊，十全十美。横批：这就是医院！孩子，你要学医，一定要吃得苦中苦，方为住院医。敢选学医这条路，我敬咱俩都是条汉子。”

后来，经过我的多次努力，硬是拦下了7床要找主任的冲动。事出皆因我，所以我只能自己摆平。7床不同意出院，我就找7床的家属谈心。毕竟家属的心理我懂，也是陪床陪够了，所以想早点出院。

最终还是以喜剧结尾，两床家属都愿出院，我也赶着晚上8点给刘阿姨通了电话，告诉他们有了床位（这里他们是指文中的刘阿姨和她的弟弟），尽快来院。

回顾这一天的生活，真是希望如火，失望如烟，但是临床医生的每天都在四处点火，八处冒烟。

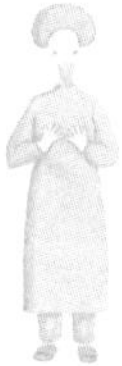

移植

世界很大，幸好有你

没捐肝前，总盼望着孩子能站出来救父亲；
等孩子同意了，却又为年轻的生命担心，怎么办

第二天一大早，赶着最早的高铁，刘阿姨姐弟俩带着大包小包的行李，出现在了肝胆一病区的住院部。

我："刘阿姨，这边，7 号床位。昨天我妈还嘱咐我，你们 12 点才到，让我多留心。"

阿姨："楠楠啊，阿姨给你带了些特产，你妈还托我给你带了一斤剥了皮的核桃。"

家乡的感觉顿时扑面而来，久违的亲切感弥漫在空气中，一斤花白的核桃想必是老妈用了一整晚剥出来的。

我说："刘阿姨，咱先不说这些。你们住进来，还要预约做些检查，等结果出来，我们再讨论病情。”

刘阿姨：“哎，哎，好，谢谢楠楠了。有楠楠在，我就放心了。”

其实，有的时候，有些不幸是命中注定的。

刘叔的情况确实比我们想象的要严重。门静脉附近有多个 1~2 厘米的微小癌，增强 CT 也显示肝内有多个血流丰富的癌栓，肝癌血清标志物 AFP 更是高达 800 微克 / 升，远远大于 400 微克 / 升的诊断标准。所以，刘叔的情况，毫无疑问，百分之百是肝癌，而且还是多发的小肝癌。但是刘叔的肝，整体情况又不太好，是在乙肝肝硬化的基础上伴发的肝癌，情况还是比较棘手的，手术切不干净，还要辅助术后化疗。做移植的话情况会好点，但是费用高，没有供肝也是问题，治疗进入了两难的抉择。

我把主任的原话转告给了刘阿姨。不知是打击太大还是心里早有准备，刘阿姨并没有失声痛哭，只是很平静地带着刘叔走进了病房。

刘叔今天的表现也有些反常，平时不善言辞的他竟然主动问我：“小大夫，你什么时候有空？我想跟你咨询一下我的病情。”

我："刘叔，我晚上时间比较多，可以跟您细聊。"

安排完刘阿姨姐弟俩，我只身走出了病房。刘阿姨没有对肝癌表现出任何看法，只是一再叮嘱我，千万别告诉她弟弟肝癌的事实。

晚上，刘阿姨主动避开了我俩的谈话。

在病房里，我第一次和刘叔面对面单独交流。

刘叔："楠楠，你说患者有知情权吗？"

我竟一时语塞，因为如果说有，刘叔下一个问题可能就要让我说出实情，而我已答应刘阿姨保证不说；我要说没有，很明显这种说法站不住脚，是没有道理的。

看着我一直沉默，刘叔又问："楠楠，你说我还能活多久？"

我："刘叔，只要积极配合医生治疗，就没有问题。"

刘叔看着我略显幼稚的回答，笑了笑，说："楠楠，我也不知道自己还能活多久，你和晨晨一样大，还是同学，今晚叔叔和你说说心里话吧。"

刘叔像是许久都没跟人说话，一下打开了话匣子，道出了藏在心底最深处的话。

刘叔很早就离异了，一个人带着孩子。因为怕晨晨被他传染患肝病，所以想让晨晨通过体育锻炼来强身健体，从小就让晨晨往体育特长生的方向上训练。他没什么文化，想着这样就能保障女儿的健康。谁知因为和晨晨母亲离婚的事情，成为晨晨心里的一个疙瘩，最终在晨晨青春期集中爆发，父女俩关系开始疏离。2008 年，刘叔生意破产，对于晨晨无暇顾及，关心甚少。又因为父女俩在晨晨恋爱问题上的争执，晨晨一气之下，选择了外省的大学，独自一人，远离家乡。

也是从那一年开始，刘叔在生意上就再也没有翻过身，一直都逃离不了欠债的阴影。晨晨上学后，他的身体开始走下坡，他自觉得的不是什么好病，不知道自己什么时候会离开晨晨，于是选择自生自灭，想尽量多留点钱给晨晨。

但在刘叔准备任由病情恶化下去的时候，刘叔的姐姐实在看不下去，带着刘叔四处求医。刘叔实在不忍看着姐姐忙前忙后，到头来有可能竹篮打水一场空，于是，就私下悄悄拿着病历找人打听。刘叔很早就知道自己是肝癌，却始终瞒着所有的人。

刘叔此次来北京治疗的目的，就是为了满足家人的愿望，也算是对家人有个交代了，之后，即便有一天不幸离开人世，在刘叔看来，这样也能让家人心里好受些。

听完刘叔的一席话，我的内心像打翻了五味瓶一样，很不是滋味。

刘叔拿出一张纸条，对我说：“楠楠，能帮我把这个转交给主任吗？”

我点点头，带着纸条离开了刘叔的病房。

回到办公室，打开刘叔的纸条，一行话语跃入眼帘：“主任、大夫：我决定选择保守治疗，如有不测，跟医院无关。保证我们全家不医闹，不追责，请主任和大夫们放心。”

想起几天前我还因为担心刘阿姨一家会找碴儿，而一再婉言拒绝他们，我真是特别后悔，看着手中的纸条，我有些无地自容。

想起刘叔今天说的心里话，我觉得自己有必要为刘叔做点什么。

至少，在知情权上，刘叔的孩子是有权利知道自己父亲的病情的，可她现在并不知道刘叔的情况。

晚些时候，我把刘叔的心里话讲给了晨晨。电话那头，晨晨早已哭成泪人。

第二天一早，晨晨就抵达北京，直奔医生办公室，开始跟我讨论起父亲的病情。

晨晨：“我爸还有救吗？都有什么办法？”

我：“可以手术切除病肝。但肿瘤是多发的，做完手术还得辅助化疗，也可以肝移植或者肿瘤消融。肿瘤消融就是把一根针插到肿瘤上，然后用高温或者化学药物破坏它，最后还可以采用分子靶向治疗。”

晨晨：“这是什么意思？你就说最好的方案是什么吧！”

我：“从术后的生存率来看，肝移植的效果最好，1 年的生存率大于 90%，5 年的生存率也在 85% 左右。”

晨晨：“肝移植？你跟我详细说说。”

我：“肝移植，就是把你父亲的病肝切掉，然后把新的好肝移植进去。移植的肝可以来自器官捐献，也可以亲子之间进行捐献。不过，由于器官捐献的人数比较少，肝源紧张，你父亲如果想做移植，还要等供体。”

晨晨：“你刚说亲子之间的捐献？你是说我能救我爸？”

我：“是的，全身上下就肝脏的再生能力最强。就算有天你的肝被切走了3/4，你只剩下1/4的肝脏，这1/4的肝脏也能长成一个完整的肝脏。况且肝移植，一般都做半肝移植，大约切60%的肝给你父亲，其余的肝留在你身体里，三个月就基本能长好，你也能恢复正常工作。所以，对于供者来说，几乎没有什么危害，但对于受者来说，又可以再次重生。”

晨晨:“雅楠，这手术需要多少钱？”

我:“一般25~30万，亲子之间的肝移植会比这个少10万左右。”

不知是对肝移植的顾虑，还是对移植费用的顾虑，晨晨沉默了，什么也没说，转身朝父亲的病房走去。

在病房外，透过虚掩的门，晨晨依稀看到了自己久违的虚弱的父亲。因为胆汁瘀积的缘故，父亲的脸色显得有些枯黄，远远望去，她甚至在怀疑，这还是她原来那个高大伟岸的父亲吗？

虽说三年的恩怨让晨晨一度不想再联系她的父亲，可是生活中的恩怨在生命问题上已显得无足轻重，还有什么比生死更大的事情呢？还有什么比亲人更温暖的港湾呢？

返回办公室，晨晨没有犹豫，很诚恳地对我说:“雅楠，我想捐肝给我爸，我不想他死，我想让他活。”

听到晨晨要捐肝的决定，我竟有些不知所措……

人总是这么纠结，没捐肝前，我总盼望着晨晨能够捐肝救刘叔；等晨晨同意了，却又开始为晨晨担心。

毕竟，晨晨今年才25岁，没有结婚，没生过孩子，缺少各方面生活经验。她将来如果从事竞技体育，那么捐肝对她未来的职业是否会有影响？虽说捐肝几乎没有什么后遗症，也几乎不影响工作，可一到自己亲友身上，就会止不住多想。

我们平时经历的手术，大多是父母捐给孩子的，少有孩子为救父母主动捐肝。

我说：“晨晨，你想好了，你确定要捐肝给你父亲？”

晨晨：“我的肝本身就是我爸给的，能救他我也觉得值了。”

我：“晨晨，你可以再考虑考虑是否要捐肝。我们可以先做配型，配型成功后才能做移植。关于准备捐肝的决定，你还是跟父亲沟通下吧。”

晨晨应了一声，若有所思地离开了。

隔天，配型结果出来了，晨晨体内的白细胞抗原与刘叔体内的白细胞抗原高度相似，所以，晨晨的肝是可以捐给刘叔的，而且，移植后的免疫排斥概率会更低，移植效果会更好。

我带着配型结果来到了刘叔的病房。

刘叔无论如何也不同意女儿捐肝给他，他这次住院也只是为了满足家人的心愿，本想就此打住，可没承想晨晨居然又回到自己身边，居然在这个时候主动捐肝救自己。

晨晨救父心切，看过配型结果，悬着的心也落了下来。

她转过头对我说："雅楠，既然配型成功，这就是上天安排让我救我爸。只要我爸能好好活着，以后一家人团聚，比什么都强。"

刘叔虽然体弱，可态度依旧坚决，始终不肯让女儿为自己捐肝。他舍不得女儿躺在手术室里，舍不得我们从他女儿身上切下半叶肝，舍不得女儿为自己遭罪，他没想过从女儿身上索取些什么。

几番僵持，经过晨晨和家人的劝说，刘叔最终还是同意接受肝移植的决定。

从没为自己病痛流过一滴眼泪的刘叔，在签过手术知情同意书后，偷偷哭了好几回。

看着躺在病床上的晨晨，刘叔心疼不已，一度拉着女儿的手才能入睡。睡醒了，看着女儿，才觉得自己一定要好好活着，不仅是为自己，也是为家人。

都说大爱无言，唯有泪千行。

晨晨和刘叔父女俩之间的情感深深地感动了病房里的每一个人，我们都被这份无私的爱包围着，再深的恩怨，再大的打击，只要有家人在，什么苦都扛得住。

生命有痛，有你真好。

在晨晨的逻辑里，这算不上什么伟大的事情。那是她的父亲，她必须要救。虽然不知将来能否与父亲一块儿享受天伦之乐，但在当下，他们却能同“肝”共苦。

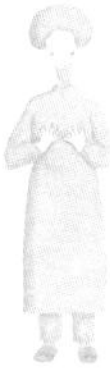

器官捐赠

在他们需要的时候，上帝派来了天使

他的温度将在别人的身体里回升，他的心脏将持续在这个世界上跳动

手术前的一个晚上，我来到了刘叔的病房，去看望刘叔父女。

看起来，他们精神不错，我说：“晨晨，明天要手术了，怕吗？”

晨晨：“不怕，没什么大不了的，从小我爸让我练体育，身体比较好。倒是我爸，他的身体比我差，让人担心。”

说着，晨晨看了看刘叔，深情地说：“爸，从明天开始，咱们要比着活，看谁活得长。我想永远跟你在一起，有你陪着。”

听到这话，刘叔的眼圈湿润了。

第二天一大早，刘叔父女被双双推进了手术室。一路上，满是不舍和感恩的刘叔紧紧拉着女儿的手，迟迟不愿松开。

手术室里，女儿的切肝手术首先进行，主刀的大夫是我导师：开腹—切胆囊—胆管造影—解剖第一肝门，分离肝动脉肝静脉及胆管—解剖第二肝门，分离肝左肝中静脉—用超声刀沿标记线切除半肝修整血管—最后置入腹腔引流管，准备关腹，至此，晨晨的切肝手术顺利完成，晨晨捐出了自己60%的右半肝。

随之，刘叔的手术也开始了。导师先切除了刘叔的病肝，取了周围组织做术中切片，还好，刘叔的肝癌并没有发生转移，跟术前的影像结果一致。接着，导师把晨晨60%的肝与刘叔的肝静脉进行端端吻合，胆管重建。当血管接通的一刹那，随着肝脏变得红润，我知道，刘叔将获得重生。

25年前，刘叔给了晨晨生命。

25年后，刘叔的生命在这里竟和晨晨的生命再次交会。

历经13个小时，晨晨、刘叔的移植手术均已圆满结束。晨晨的身体恢复得很快，一天后就转到了普通病房。刘叔身体条件稍差，一周之后度过感染期，也从重症监护室转到了普通病房。

普通病房里的刘叔和晨晨，身体在慢慢恢复，感情也愈加深厚。

其实在刘叔手术的当天，隔间手术室也在进行着另一场特殊的生命延续。

这是一个突发脑溢血的大学生，来院的时候情况就已经非常危重，几度昏迷，呼吸心跳都非常微弱，需要借助机器的维持。入院第四天，已经深度昏迷，对外界反应没有应答，瞳孔对光反射消失，血压持续下降，脑电图呈直线，已经呈脑死亡状态。

赶来医院的父母无法相信眼前这个事实，四天前还生龙活虎的儿子，如今已与他们天人两隔。要不是四天前一个好心人将他儿子送进医院，他们也许连儿子的最后一眼也见不上。

时间在一分一秒地过去，大夫们都很紧张。

这名大学生在 18 岁成人礼上，曾悄悄送给自己一份特殊的礼物：到省红十字会填写了遗体捐献表，正式将自己的遗体在死后用于救助那些有需要的人。

而现在，红十字会的人员已经到齐，但是面对悲痛欲绝的父母，大家的手都紧紧攥着，没有一个人忍心去打扰这对可怜的父母。但是另一边，2000 千米外的重庆，同样是悲痛欲绝的父母，陪伴着 ICU 里奄奄一息、亟待接受肾移植的孩子；300 千米外的河北，一个角膜严重破坏感染的孩子正留恋地看着窗外，这一次她足足等了一年；百公里之内的近郊，一个身患肝硬化晚期的患者在期待着生命的重生。

一个家庭的命运，跨越千里，紧紧牵动着另外三个家庭。

大学生的父母之前听孩子说要捐遗体的想法，曾产生过激烈的争执，毕竟在他们的观念里：身体发肤受之父母，身体要讲究完整，人死要入土为安。

不仅是这对夫妇这么想，其实大部分人都是这样的想法，这也是我国器官移植资源短缺的一个重要原因。泱泱 13 亿人口的大国，每年有上百万的人需要接受器官移植，而每年真正能够接受器官移植的仅仅有一万人左右。能配型成功移植上器官固然幸运，可还是有大量的不幸儿在等待器官的途中黯然离世，得不到器官移植是大多数患者的结局……

看着渴望活下去的患者，如果有可能，你会愿意在死后用自己的余温来温暖他们吗？

已经不能再等下去了，红十字会的成员必须将孩子的决定和他们准备取器官的事实告诉父母，此时大家的心里都很忐忑，谁也不知道接下来家属会有什么反应。

父母一再询问："我的孩子还有救吗？是真的去世了吗？"

神经外科的主任悲痛但确定地说："很不幸，孩子确实没有生命体征了。"

其实对于器官移植来说，从事人体器官移植的医务人员不得参与捐献人的死亡判定，也就是说，移植方是不能判定患者生命体征的，只有跟移植毫不相关、没有任何利益纠纷的医务人员才能对患者做出死亡判定，神外的医生理性地对患者进行了评估，得出脑死亡的诊断。

眼看着大学生的身体越来越差，心脏一直在进行人工按压，大家都在尽量维持着已经脑死亡的大学生的生命体征。

10分钟后，父母突然开口，词不成句，断断续续地说："我们……感恩好心人把孩子送进医院，虽然……虽然孩子最终没能走出鬼门关，但现在也想把这份爱心传递下去。我们尊重孩子的决定，不想让孩子将来怨我们，不想让孩子带着遗憾走，想让……儿子的生命还延续在这个世上。看到别家孩子能够成活，就相当于看见了自己的儿子了。"说着便已泣不成声了。

护士们搀着年迈的父母进入手术室，在这里，他们将跟孩子做最后的道别。看着手术床上已经冰冷的孩子，父母突然号啕大哭，撕心裂肺……

但孩子并没有真正远去，几个小时后，他的温度将在别人的身体里回升，他的生命将在这个世界上延续。他会用一种特殊的方式，与家人共同生活在这个世界上。

送走孩子的父母，移植组人员开始紧急切取器官，进行生命的传递。

器官移植，最好在脑死亡半小时内摘取器官。肾脏从取下到移植最好不要超过 36 小时，肝脏不要超过 20 小时，角膜不要超过 6 小时。匆匆取下器官，红十字会的成员就带着温热的器官各自分头去拯救另外那三个重症患者的家庭。

大学生是伟大的，他捐出了自己的角膜、肝脏和肾脏；那三个家庭是幸运的，他们得到了大学生的捐赠，重获光明得到了新生。他们想感谢自己的救命恩人，可是由于制度规定，我国器官捐赠采取双盲原则，他们可能一辈子都不会知道自己的恩人是谁，唯有默默祈祷，祈祷着好人一生平安……

夜晚，当一天的波澜平静之后，我静静地翻开《人体器官移植条例：中国人民共和国国务院令》：

第七条 人体器官捐献应当遵循自愿、无偿的原则。公民享有捐献或者不捐献其人体器官的权利；任何组织或者个人不得强迫、欺骗或者利诱他人捐献人体器官。

第八条 捐献人体器官的公民应当具有完全民事行为能力。公民捐献其人体器官应当有书面形式的捐献意愿，对已经表示捐献其人体器官的意愿，有权予以撤销。

公民生前表示不同意捐献其人体器官的，任何组织或者个人不得捐献、摘取该公民的人体器官；公民生前未表示不同意捐献其人体器官的，该公民死亡后，其配偶、成年子女、父母可以以书面形式共同表示同意捐献该公民人体器官的意愿。

第九条 任何组织或者个人不得摘取未满 18 周岁公民的活体器官用于移植。

第十条 活体器官的接受人限于活体器官捐献人的配偶、直系血亲或者三代以内旁系血亲，或者有证据证明与活体器官捐献人存在因帮扶等形成亲情关系的人员。

……

第二十二条 申请人体器官移植手术患者的排序，应当符合医疗需要，遵循公平、公正和公开的原则，具体办法由国务院卫生主管部门制定。

第二十三条 从事人体器官移植的医务人员应当对人体器官捐献人、接受人和申请人体器官移植手术的患者的个人资料保密。

什么是大爱，也许这就是大爱。不知对方是谁，却将自己的温暖注入；年轻的身躯，用最神秘的礼物掩盖了余生的秘密，用自己的善举点亮了别人的生命，让所有渴望活着的人，有了祈盼的意义。

我时常在想，生命的意义究竟为何？生命并非永恒，我们难免会离世，一场吊唁，能否诉清自己的此生？一抔骨灰，又如何演绎自己的全部？相较于缅怀的碑文，也许，生命的延续才是对亲人的最大安慰，这是我们另一种形式的真实存在。离世不代表结束，而是传递，春去春回的接力，不离不弃的深情，会随着心跳在他人体内重新搏动而渐行渐近，不再离开。

我愿能再见你，

我知我再见不到你，

愿能在人海之中再度感觉你的温存，

你是我宇宙之网的永恒组成。

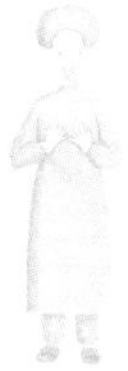

红包

拒收协议，反成红包提醒神器

世界上没有两个完全相同的手术，也没有两个完全相同的恢复时间

刘叔的事情刚告一段落，这边 12 床的患者又要安排手术，当大夫的就没有空闲的时候。

我拿着两份文件：知情同意书和红包拒收协议，去找 12 床的老太太签字。

12 床的老太太是胆漏患者，看着特别慈祥。

我说：“张奶奶，这是手术的知情同意书，这是红包拒收协议，您看一下？”

张奶奶：“什么？红包拒收协议？”

我：“是的，医院为了杜绝医生灰色收入，所以在术前告诫患者不要送红包，这是拒收协议。”

张奶奶：“儿子，快来，还要送红包呢，我都忘了。”

我：“张奶奶，是拒收，拒绝收红包。”

张奶奶：“你不说我还忘了，你一说我就想起来了，还要送红包。”

其实，医院开展的红包拒收协议工作，进展得并不是很顺利。张奶奶不是第一个通过“红包拒收协议”想到要送红包的，很多患者把“红包拒收协议”当成变相提醒患者要送红包。面对这样的情景，我们解释也不是，不解释更不行，颇为尴尬。

我说：“张奶奶，医院规定，大夫真的不能收红包。”

结果邻床大叔急了：“张姨，一定得送。制度是制度，人是人，制度是死的，人是活的。你看我送红包了，我的切口就比隔壁10床的小，你看我恢复得也比10床快，送礼和不送礼，就是不一样。”

我心想，你身体内部的器官大小和10床的器官大小都不是一个型号，你比人家矮10厘米，切口自然要比人家短2厘米。再说，每个人做的手术都不一样，每个人手术的部位也都不同，入路方式不一样，切口的大小就不太一样。用达·芬奇机器人操作的微创手术和用手术刀拉一个口子做的，切口大小能一样吗？一个手术，重要的是里面的完成情况，外面只是一个口袋，把手术刀撑进去的口袋。

但是送红包的家属和没送红包的家属经常会在一起比较：

“大夫，为啥他比我先进手术室？”

“大夫，为啥你对他比对我温柔？”

“大夫，为啥我的伤口比他疼？”

“大夫，为啥他花钱比我少？”

“大夫，为啥他来得晚出院早，我来得早出院晚？”

“大夫，为啥你跟他谈话的时间比我长？”

“大夫，为啥你一天看他三次，一天只看我一次？”

“大夫，为啥你让他活动，却让我静养？”

“大夫，为啥你让他吃饭，却让我输营养？”

“大夫，以上这些，是不是都是因为他送红包，而我没送？”

作为大夫，我只能说，每个人的疾病都不一样，世界上没有两个完全相同的手术，也没有两个完全相同的恢复时间。你是你，他是他，你们天生不一样，何必要追求同样的恢复步调呢？

但是，患者并不这样认为，他们会把自己比较出的不同，作为宝贵经验，总结成教训，编纂成一本类似于“行业内幕”的葵花宝典，讲给下一个患者听。然后下一个患者会被这种“亲身经历”所信服，最后得出一个结论：红包要送，不送后果很严重。

其实我也理解大叔为什么要告诉别人记得送红包，不是因为送不送红包做的手术不一样，而是因为“我都送了，你怎么能不送呢”。

关于红包的坊间传闻，多半都来自病友告诉病友，病友帮助病友，以讹传讹，传到最后就是：不收红包，代表手术做不了。

你看，张奶奶现在就特别着急：“儿子，快给医生包个红包，妈明天就手术了，等了五天不容易啊。”说着，又自言自语道，“我要是早想起来红包这回事，我就早送了。你们也早点提醒我啊，给我安排手术啊。”

我：“奶奶，您真的误会了。能做手术，需要身体条件合适才行，要能耐受得住手术带来的伤害。您身体本身有基础病，我们需要用药控制，调养到能做手术的水平，所以这期间需要一定的时间。

“而且，我们只负责提前一天提交手术通知单，具体时间由手术室负责安排手术。

“他们安排手术也是要遵守一定秩序的，要‘先急后缓，先净后污’，也就是说，一般慢性的择期做手术，都要给急诊手术让道，就像普通车要给救护车和警车让道一样；有感染带菌的手术要给无菌清洁的手术让道，因为无菌的做完还能再接着上有菌的手术，有菌的手术过后就不能接着做无菌手术，会污染手术台。

“您本身就是乙肝患者，前段时间还发生感染，又在胆道做了手术，怎么着都属于污染手术，自然靠后，所以还望您谅解。”

结果，张奶奶还是不怎么领情，一心只觉得是因为没送红包，才让她多住几天院，多花了好几千元，于是她转而又对儿子说：“儿呀，快给医生包红包。你问问邻床张叔，看他送了多少。”

结果张叔自告奋勇：“我当时那手术，送的红包可不少。手术前后花了得小两万元，还是找了个中间人送的。手术给主刀 10000 元，助手 3000 元，其余乱七八糟的我也没记住，反正又花了 5000 元。没啥比命值钱，躺下了要想保命，多花点钱怕啥？”

张奶奶：“是啊，是啊，儿呀，给医生包个大红包吧，妈还想多活几年。”

我：“张奶奶，您上了手术台我们都是要对您负责的，跟有没有红包没关系。哪个医生敢不拿红包，就不好好做手术？”

张奶奶：“医生，别的我不知道，我只知道不收红包，手术就不顺利。你咋这么倔，还不收呢？是不是嫌情面不够，我儿子可是华为的高级工程师，我儿媳是清华的生物博士，你以后的手机，我儿子包了。”

我特别理解奶奶口中的“情面”，一是人情世故，二是权钱交易。

很多时候，我们都想用人情来求优待，获得心理安慰。我们可能主动给医生送红包、送点心、送特产，也有可能写封感谢信或者锦旗来表达自己的谢意，来增进与医生之间的感情。

但很多时候，这种人情只要夹杂一丝金钱的味道就会变污。“关系不够钱来凑”从来不仅是医院特色，而是充斥在社会的各个角落。

“奶奶，您真的误会了，和情面真的没关系。”

张奶奶：“还不收，哎呀，可完了，是不是这病没救了？大夫都不愿意收红包了？”

“奶奶，这真的跟红包没关系，没红包我们也照样救治。”

“那救的水平不一样吧？有红包的主任做，没红包的实习生做？”

“奶奶，您想多了。您以为每一台手术都是实习现场吗？现在的手术，主刀的都是高年资医生，低年资的做助手。”

“那送红包用小刀好线，没送红包用大刀烂线？”

“奶奶，工具都是统一采购的，用的都一样。”

“那送红包切的肉少，没送红包就使劲儿切肉？”

“奶奶，您当医院是熟食店呢，切多切少跟肿块的位置和性质有关。一般来说，恶性的切的面积大，良性的切的面积小。况且您只是胆漏，我们给您做的是胆道的修补。”

“那送红包的缝得像朵花，没送的缝得像堆草？”

“奶奶，这不是绣花，缝合最好看的样式，就是对齐。”

“送红包的针扎得好，没送红包的针老扎偏。”

“奶奶，这是医院，不是后宫甄嬛传，有人硬塞了红包，结果麻醉的时候还打跑偏了，再来一针。”

……

我解释了一大通，却发现其实没什么用，张奶奶关于红包的疑问一点都没少。

我说：“张奶奶，您是不是不送红包就不踏实啊？”

张奶奶：“是啊，是啊。”

我：“张奶奶，您别送红包，改送 SCI 吧。”

张奶奶：“什么是 SCI？儿子，快送 SCI。”

我大笑……

作为小大夫，碰到这种人情世故，红包送礼，是非常惶恐的。

每次碰到这些搞不定的难题，我第一个想到的，就是我的急诊大哥——烈明兄。

我："大哥，你说红包该不该收？"

大哥："肚子里的油水和墨水，你总得选一样。"

我："真的存在肚子里满是油水的医生吗？"

大哥："也不是一上来就这样，环境是个大染缸。可能一开始，你会坚决抵制红包，但时间久了，别人会觉得你不近人情。你慢慢学会人情，开始收红包，但资历尚浅又不敢真收。大部分小大夫收了红包，不是送到护士站，就是给患者充药费了。但时间长了，你会觉得一次两次不充，真收下了也没有多少愧疚脸红，就像是餐厅的服务小费，你会理所当然接受患者的恩惠。然后有天突然东窗事发，你收钱了，但手术失败了，一个举报被抓现行，可能就再也难翻身了，所以，收还是不收，全看你自己。"

我："那大夫都是这样睁一只眼闭一只眼地收红包吗？"

大哥："不全是。你老师，就是一个我们都佩服的真君子。他年轻的时候，作风一直就很正，术前为了打消患者的忧虑，就暂时把红包收下。术后看到患者恢复得差不多了，就把红包放到护士处，让护士转交给家属。本院职工找他看病，一没有旁人二没有监控，他也委婉谢绝。他这一生最大的爱好除了医学就是文学，结果我一哥们儿抖个机灵把钱塞书里了，我们都以为你老师收下了，因为好几天都不见动静。结果，一周之后，你老师把我哥们儿叫过去说要还书，还说那书一点都不好看。我哥们儿当时非常感动，因为你老师是手术成功后退还的书。”

我：“大哥，那你收红包吗？”

大哥：“小赵，你情商太低了吧，这种问题怎么能面对面直接问出口呢？”

我：“大哥，这么多年，有没有哪个患者做了什么让你印象深刻的呢？”

大哥沉吟了一下：“要说印象深刻，还真有。有天晚上，一连收了四五个病人，忙得不可开交，到凌晨 2 点还没吃上饭。在办公室下医嘱的时候，一个年轻人递上了一杯酸奶和一包面包片，临走时告诉我，他照顾自己的父亲一天，也注意到我们一直到现在都没有吃晚饭。那是我第一次意识到，除了家人、同事，真的会有患者和家属把我们的付出和辛苦看在眼里，放在心里，那天晚上很冷，但心里很暖……”

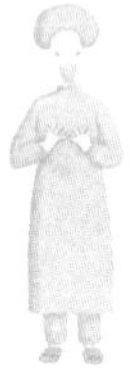

治愈

概率就在那里，不离不弃

红包的功效也许并没有那么强大

红包到底该不该送？张奶奶还是心焦，四处打听还是找了个中间人，把钱给中间人了。

赶着我等电梯的工夫，中间人也凑过来："小大夫，这红包也不是啥见不得人的事儿，你就别这么公正廉明、两袖清风了。"

我看了看他，没有说话。

他接着又说："小大夫，一回生二回熟，咱都是医疗圈的人，有啥话不好说？"

我："别用'咱'套近乎，你也是学医的？职业是送红包？"

他："小大夫，怎么说话呢，咱都是医学院毕业的，只不过你是临床，我是公共卫生。"

我：“噢，环卫呀，咱俩不是一个专业的，你走吧。”

他：“小大夫，说话怎么这么损呢？我送的红包不止你这一家，临床老张的红包就是找我办的，送的也都是你的老师。要不是我经验丰富，12 床的张姨也不会找我。你说说你，你老师都要了，你也收着吧。”

我：“张叔的红包？就是那个先后花了两万块的红包？比手术费还贵的红包？”

他：“哎哟，小大夫挺清楚的嘛。花两万元太正常不过了，主任 10000 元，主刀 2000 元，麻醉师 4000 元，一助 2000 元，二助 1000 元，管床护士 500 元，住院大夫 500 元。”

听他描述得够详细的，可张叔是我管的病人，我就是住院大夫，怎么没见他说的 500 元？我导师从来不收红包，就更不可能收 10000 元了，这中间的钱哪儿去了？张叔是肯定出钱了，所以那天才会那么说，可是钱哪儿去了？此处必有蹊跷。

我：“你确定，钱都送到大夫手里了？”

他：“那可不嘛，要不大夫手术能做得那么好？”

我：“我实话告诉你吧，我导师就是你口中的主任，我就是张叔的住院大夫，也是那天的二助，我怎么没见你送的钱呢？莫非你把钱私吞了？”

其实像张叔这种找中间人的，是有风险的。人们都想图个省事去找中间人，因为中间人关系多，顾全的面广，能照顾到更多的医务人员，想着这样自己就能享受到更好的服务。

但其实很有可能，并不如你所愿。先不说这种美好的向往本身就不正确，单纯一点，如果你跟中间人不是很熟，那么很有可能钱被中间人卷走，而你并不知情。

张叔就是一个很活生生的例子，类似的情况在临床上屡见不鲜。当一堆白花花的票子放在了一个并不是很熟悉的中间人手上，剩下的暗箱操作又有谁会知道呢？

再来理一下送礼的逻辑，张奶奶的各种担心想必也是全天下患者的担心。每个来做手术的患者出于对手术操作的恐惧，阵发性幻想手术后的各种并发症及可能产生的后果，本着“不怕一万就怕万一”的思维方式，脑补着自己将来留下残疾、手术失败的各种后果，所以本能地希望，如果有个东西“能让不确定变成确定，能让并发症变成不可能”那该多好。就像烧香念佛为保平安一样，我们把本能的恐惧寄托在红包里，希望借着红包来降低本该出现的各种可能。

可是，红包的功效也许并没有那么强大，该发生的还是可能发生，概率就在那里，不离不弃。

就拿我们科肝脏的手术来说，第一个鬼门关就是麻醉意外。如果身体素质较好，那么麻醉意外的发生率可能偏低，但不能说没有。导师年轻的时候就经历过一个 20 多岁的壮小伙子，平日里身体素质倍儿棒，结果麻醉的时候突然就没了心跳。后来经过积极抢救，虽然命是保住了，可是延误了手术的时机。

除了麻醉，术中的大出血、重要血管损伤、肿瘤无法切除都是很常见的情况，没有谁能在切肉的时候不损伤血管，尤其这肿块长的位置还比较狰狞，浸润的面积还比较广泛，所以，切的时候会发生什么，都是大夫临阵指挥，凭经验摆平。

有时候，影像的片子看到的和实际开膛破肚后看到的肿块是不一样的；也有部分患者由于癌症侵袭的范围太广了，没法切除，只能打开肚子又合上，这些问题都不是一个红包就能改变的。

就算手术成功了，术后还有可能出现肝肾综合征、吻合口漏、腹腔内出血要二次手术的，这些情况不仅仅是大夫单一手术方面的问题，跟患者自身的身体条件也有很大关系。有些人伤口就是长得快，有的人伤口总是长不上，容易感染，还出血，不是说多送一个红包就能加速身体的愈合，红包的功效在此时还不敌一斤粮食有效。

医生只是一个匠人，没有通天的本事，不会收了钱就保证没风险，风险是真实存在的，不以人的意志而转移。

所以，红包能改变的是你的忧虑，不能改变的是手术的概率。

想想这些在中间糊弄患者、造谣手术过程的中间人，我就气不打一处来。

我说："你们这种人，拿家属的救命钱，不怕遭天谴啊？成天跟幽灵一样缠着医生，怎么哪哪都甩不掉？"

他："小大夫，你这话就不对了。我们挣的也是辛苦钱，牛气的医生一般人都逮不着。我们这叫潜伏，都摸清了活动规律才好送礼。"

我："合着你就是一个特务，你怎么就这么自信，送的礼医生就一定收啊？"

他："小大夫，这你就不懂了吧？俗话说，没有送不出去的礼，你只要让收礼的人觉得收下这礼不是负担，你就等于成功一半了。

况且我在这行当混迹多年，轻重我还是有把握的，包大包小还得看人分配……”

中间人吹嘘着他自认为非常有理的送礼智慧，但这些在我看来实在有点不靠谱。就一点，中间人如果考虑到大夫收红包的风险，就应该知道小大夫不敢收，大牛大夫不屑于收，剩下想稳重当医生不被举报的，会没胆儿收。

就拿我们医院的标准来说，被患者举报没有被查实的，要去跟院长谈话并备案，再犯就停职反省；而被患者举报已经被查实的，要先按所收金额的 10~20 倍罚款，接着按金额大小、社会影响待岗 1~3 个月，其间只发基本的两三千块钱，情节严重的还要降职称，全院通报批评，年度考核不合格……

听听这些吓人的惩罚措施，再看看患者手中的红包，一颗红心向太阳的中年骨干医生，正值事业的上升期，怎么会让一个红包影响了自己的仕途呢？寒窗苦读 11 年，我们练的是行医的本事，没有一个医生希望患者在自己手里出事，所以，不送红包，医生的手术也照做，而且丝毫不敢怠慢。

作为医生，赚的是“口碑”，一个“两袖清风、妙手回春”，就是对医生毕生心血的高度升华，没有人不愿意自己的名声与这两个词绑定。

看着中间人一脸惊讶的表情，我说："你那套功夫在我这里没用，这礼我是不会收的。我虽然是菜鸟大夫，但我依旧软硬不吃。不过，你放心，手术还是老师主刀，他肯定会用心去做，你把这钱还给张奶奶吧，转告她不用这么麻烦地跑关系。"

张奶奶的心，我这当小大夫的也懂。就像大多数患者一样，在手术前想跟大夫混个眼熟，以便手术的时候有个照应。但其实，张奶奶有些多此一举了。张奶奶是我管的病人，每个收入院的病人，都是他的管床大夫全权负责的。"叫什么、多大了、有哪些既往史、现在身体怎么样"等问题都是管床大夫每天的必修课，要背得滚瓜烂熟，就算她的家人不清楚她的月经周期和药物过敏史，我都清楚。

所以说，基本上不存在患者眼中的"陌生"，也没有必要在术前通过各种方式"混眼熟"。

现今的医患矛盾这么复杂，如果医生能在自己工作中受到来自患者及其家属的信任和感谢，对于医生来说，那才是真正值得高兴的事情。

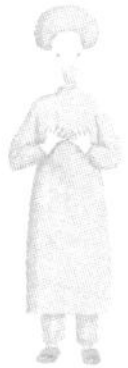

麻醉

疼了能睡，不疼能醒，就是这么任性

酒量好对于麻醉来讲，也许并不是一件好事儿

做手术时，谈到感谢，我们通常只会想到大夫。

但是，有些人却是比大夫更重要的角色，虽然他们常常被世人遗忘，这类人叫作“麻醉师”。

俗话说“只有小手术，没有小麻醉”，在手术台上，大夫扮演的只是工匠的角色，是修补身体的技术工，真正掌握“生死”的却是麻醉师。

如果，你以为麻醉师的工作就是一针放倒一个病人，那可就大错特错了。

打一针就走的，叫作兽医，只负责睡觉，不负责醒觉；能让你在疼的时候睡过去，不疼的时候醒过来，全程都守在你身边，监督着手术大佬们的，才叫作麻醉师。他们是患者生命的守护神，也是医学院里重点培养的专业人才。

得知张奶奶马上要做手术，麻醉师郭老师提前来看望张奶奶，好进行病情评估。

郭老师之所以要进行评估，是因为麻醉本身有风险，张奶奶自己的承受能力还是未知数，手术的复杂程度还需慎重评估，只有三方面因素都达标了，郭老师才会同意给患者麻醉，否则，郭老师是有权利不麻，拒绝手术的。俗话说“开刀去病，麻醉保命”，如果连最基本的保命水平都达不到，那这刀还是不开的好。

通常来讲，麻醉的风险在于麻醉药物对循环、呼吸、肝、肾的影响，20 岁的小伙子和 80 岁的老爷爷身体承受能力是不一样的，不管是心脏的活力还是肺脏的弹性，都会产生差异。不仅如此，如果即将做手术的患者还合并有严重内科疾病，那这手术的风险就会大大加大。或者患者要进行一些特殊的手术，要求身体条件维持在特殊的低温、低压等状况，这些都会给麻醉带来挑战。能不能麻，只有麻醉师说了算。

郭老师看到张奶奶精神状态良好，体温、呼吸、脉搏都正常，血压虽然比正常水平高，但还在郭老师能控制的范围内，水电解质经过几天的调养，也达到了稳定的水平。再看看即将进行的肝外胆管修复术，这算是一个常规的手术，风险不是很大。于是，郭老师决定，张奶奶身体条件不错，可以进行手术。

张奶奶见状，又想送红包感谢，但被郭老师婉言谢绝了。

张奶奶得知马上就要做手术了，心里又惊又喜，惊的是没做过手术心里害怕，喜的是终于排上号了。

张奶奶拉着郭老师衣角问："大夫，我紧张。我能喝点酒晕过去，你再把我推进手术室吗？"

郭老师看看张奶奶，做了个 NO 的手势。为了缓解张奶奶紧张的情绪，郭老师风趣地说："我能用药物让你睡着，不过你会发生遗忘症状，你是想忘掉现在还是忘掉将来？"

张奶奶一下被问得不知道如何回答，感觉这个问题已上升到哲学层面。

但我们当大夫的心里都清楚，遗忘分为顺行性遗忘和逆行性遗忘。顺行性遗忘是不能再获取新的信息，也就是说关于手术时的各种经历，张奶奶会遗忘，逆行性遗忘是不能回忆起过去存储的信息，而一般手术用的麻醉药，多会使人发生顺行性遗忘。

张奶奶不提酒，我都忘了告诉郭老师了。张奶奶年轻的时候就酒量过人，基本上“白酒七八斤，啤酒随便拎”，喝倒过好多壮男士。

不过，能喝对于麻醉来讲，不算是一件好事儿。有时候是一种欺骗。

真能喝还是假能喝，麻醉药的用量，恰恰相反。

犹记得前不久，一名女警官在执行任务中小腿受伤，来医院硬膜外麻醉后就开始手术了，由于是硬膜外麻醉，女警官上半身是清醒的。正常情况下，大夫们那边做着手术，这边手术室护士会时不时地和患者聊天，以打消她紧张的情绪。然而，没聊几句，女警官就挥舞着上肢，示意医生添加麻药，她觉得小腿开始有痛感了。

照常理，麻醉医师给的药量都是稍长于手术整体时间的，本身不应该出现术中疼痛的，可是看着女警官痛苦的表情，老师还是给她加了麻药一直到手术结束。

事后，大家才知道，平日里，女警官是她们局里有名的“海量”，出去应酬基本上都有备无患、决胜千里，在做了更详尽的检查后，医生们才发现女警官的肝脏代谢能力惊人，各种氧化、还原、水解反应迅速，要知道体内的有毒物质正是在肝脏发生了这些转换才能转变成无毒物质，所以，肝代谢能力好的人，往往也能很快地代谢掉酒精和麻药。女警官是因为肝好而真能喝，所以对麻药的需求量也会相应地增多。

而张奶奶，可能就要数另一种情况了——假能喝的大忽悠。

之前郭老师也遇到过相似的情况，一个自称练了 20 年酒量、万杯不醉的中年男子要手术，郭老师这次走心了，手术之前特地看了看该男子的超声资料，发现有重度脂肪肝，这代表着男子的肝功不是太好，纵使男子如何夸下海口，郭老师依然不为所动，理性告诉他，他应该用比平时更少的剂量，因为对于肝脏解毒功能不好的患者来说，是容易麻醉药蓄积引起中毒的，所以药要用得更少。

虽然，郭老师解释得井井有条，可是对于滴酒不沾的我这个管床小大夫来说，怎么区分“真和假”还是着实犯了愁。

关键时刻，还是大哥给力，急诊大哥也属于肝脏代谢天生就好、众醉独醒的那一种人。大哥说：“能喝都是天生遗传的，哪有后天锻炼的道理？因为肝脏产生的代谢酶是由基因编码的，这属于遗传因素。人们常说的‘练出酒量’其实只是练出了他们对酒精中毒症状的适应度而已，所以后天能喝的，基本上都是假能喝；先天能喝的，那才是真能喝。”

我：“大哥，那你说一喝就脸红的人，是酒量好还是不好？”

大哥：“一喝酒就脸红当然是酒量不好的表现。酒精（乙醇）在肝脏代谢的第一个中间代谢产物就是乙醛，乙醛就能起到扩血管的作用导致脸红，也就是‘上脸’，乙醛过多不仅能上脸还能致癌，而大多数酒量不好的人反应多停留在这一步。相反，酒量好的人，就会将反应继续进行下去，乙醛在肝脏的下一级代谢产物是乙酸，最后氧化为水和二氧化碳等无毒产物，这样才完成酒精的解毒过程。”

这么说来，张奶奶确实是属于“假能喝”，不仅如此，她还有轻度的肝硬化，肝脏的功能本身不好，还好郭老师临床经验丰富，对待这样的患者基本上游刃有余，否则，因为麻醉剂量不合适，例如过于小心，就有可能发生令人胆战的“麻醉苏醒”。

没错，麻醉苏醒，就是正在手术时，患者突然苏醒，尤其是在一些复杂的大手术中，病人身体条件本身不太好、耐受不了大量麻醉剂，有时候为了救命，不得不做手术的时候，麻醉医师就会对患者进行适当的浅麻醉，于是，救命的同时也带来了“术中苏醒”的风险。

每每这时，细心的麻醉师会在病人还未苏醒时就从心率和血压上读出变化，及时补药，避免苏醒的发生，否则，手术台上的经历将会成为一段刻骨铭心的记忆，不过，也不用刻意害怕，因为在使用了诱导麻醉剂咪唑安定后，患者将会发生顺行性遗忘，最终手术经历的这些，都会随着麻药的散去随风而逝……

不过，相比于主观能通过加量来控制的“术中苏醒”来说，“术中知晓”可就是另一番场景，这是一种现代医学知识还无法解释的现象，但发生率却并不低。

按说全麻不比局麻，患者应该感觉不到自己正在手术，但是全麻患者中还是有 1.5%~2% 的人会感觉到有人在给腿部做手术，听到医生和器械护士的对话，感觉有人正在拉他、拽他、电他、缝他，这就是著名的“术中知晓”。

不过，最恐怖的事情不是你能感觉到，而是你感觉到却不能表达出来。

在麻醉情况下，由于使用了肌松药，让你全身的肌肉都松弛下来了，那么咽喉的肌肉也会松弛，你就没办法发声，骨骼肌松弛下来，你就没办法运动。

有一类人，天生体质比较特殊，麻醉药在他们身上会产生特别的作用。

也就是说随着手术的进行、时间的流逝，他们的神经渐渐苏醒但是肌肉还在沉睡，通俗来讲，就是灵魂是醒的，肉体是沉睡的，神经支配不了肉体却可以感受肉体的变化，比如拉扯感、疼痛、缝皮切肉、电钻声、电焊声。当然，如果你此时醒了，想要通过呐喊和动作来表达情绪基本上是不可能的，因为肌松药的缘故，你依旧纹丝不动，不是因为你不想动，而是因为你脑子想动，但身体不听使唤，肌肉瘫痪，于是恐惧和疼痛会包围你。但你外在表现还依旧安详，因为表情肌和咽喉肌无法活动，心率和血压也都正常，从外接的这些仪器上似乎很难读出变化……

论一个麻醉师的作用是否重要？

直叫人哀叹“我术中的保护神，术中千万别让我醒，术后一定要让我醒”。

张奶奶最终还是用了咪唑安定做诱导麻醉，之后配合静脉复合麻醉。导师做完张奶奶手术中最重要的部分后，就转身离开去别的台子手术了，剩下次重要的部分由副主任接手做，最后的缝皮工作基本上就交给我们这种年轻大夫。可以说手术的人换了几茬儿，但唯一不换的就是坐在床头的麻醉师，从上台子开始一直到张奶奶下台子，郭老师一直在细心守候。

其间，郭老师看着张奶奶的身体监护，还会不停让导师停手，待会儿再做，而手术室里的大佬们，每每这时，都会清一色地服从命令听指挥。

不仅如此，如果张奶奶的体温低了，郭老师就会给张奶奶输加温的液体。手术室常年低温，一直维持在 23~26℃，而患者一般都赤身裸体，还要消毒风干，所以体温都会降低，细心的郭老师也会及时给张奶奶纠正过来。

整个手术过程中，郭老师一直不停地关注着张奶奶，直到我缝完最后一针。

我们干完活，就去刷手更衣，转去别的台子，而郭老师必须自始至终守护在一旁。

现在，张奶奶的大脑、肠子、心肺胃都还醉着呢，还没苏醒，郭老师就在旁边一步不离地等候。要说一个麻醉师最核心的工作，除了要能麻倒你，还要能解麻。

一般全麻的患者在停药 10~30 分钟内至手术结束为手术的唤醒期，郭老师正在一遍遍地唤醒张奶奶。

郭老师："张奶奶，张奶奶，您醒醒，手术做完了。"

张奶奶蒙蒙眬眬中抖了下腿儿，没搭理郭老师继续睡。这还真不是张奶奶嗜睡，而是这苏醒的第一阶段，张奶奶的感觉和运动最先恢复。接着张奶奶恢复了自己的呼吸，郭老师也就趁机撤下了呼吸机，又过了一段时间，张奶奶突然睁眼，问："大夫，手术做完了？"

郭老师笑着说："嗯，做完了。您当时刚麻醉的时候还一直喊冷呢，您忘了？"

张奶奶："怎么还有这事儿？"

看到张奶奶疑惑的表情，再看着张奶奶一切都恢复的指标，郭老师笑笑，离开手术室。

要说麻醉师有多重要，就看你经受危险的时候他的站台时间。麻醉师总是从术前就开始评估关心你，术中目不转睛地监视你，术后你醒了才会扬长而去的灵魂人物……

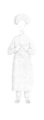

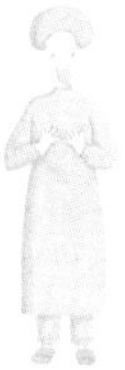

医嘱

治愈系重口味

“振动泵”“肛塞”“拔管”“烈焰红唇”……满满的都是干货

张奶奶已从手术室转回病房，其他正做手术的患者还在进行。导师让我回去下医嘱，叮嘱患者注意事项。真是太谢谢导师下医嘱的赏赐，可以坐着工作，愉快地和患者聊天。要说小大夫日常的一大乐事，也许就是千叮咛万嘱咐告诫患者，术后要注意些什么，不能做什么。

从我管辖的 1 床到 13 床，每天都要问个遍，每天也都在和患者斗智斗勇。

1 床的患者是一个南方人，说话口音非常重。由于对疼痛的忍耐力很低，她的丈夫每天追着问我："大夫，给我妻子用振动泵（镇痛泵）了吗？给用振动泵（镇痛泵）了吗？"

每每这时，我总是想说不用振动，平卧就好。

实际上，手术后最常见的疼痛就是切口疼痛。手术后前三天，切口最疼痛，以后就会逐日减轻。而镇痛泵通常会在手术后三天内使用，但并不是每一个人都适合用镇痛泵镇痛。有的人对阿片类止痛药物比较敏感，会引起呕吐，甚至咳嗽，引发伤口出血。想想刚缝好的伤口，被你高亢的腹压不断往外挤，那将是一种怎样可怕的情景？

2 床的家属是个十几岁的孩子，名叫治骑，生怕我对他爸的病情不重视，于是天天谎报军情。

治骑："大夫，我爸都快烧到 40℃了，你快去看看。"

第一次听说的时候，我是拔腿就跑，跑过去一看才 38.5℃；第二次治骑又谎报，但我还是放心不下，又过去看看，依旧是 38.5℃；第三次治骑发大招了，说烧到了 60℃。我想想那应该是消防员该干的事，正常的水银温度计，烧到头才 42℃，但我还是跑了过去，无一例外的 38.5℃。

我说："治骑，别再锻炼阿姨的奔跑速度了，阿姨反应挺灵敏的。

你爸术后才三天，发热是术后的常见症状。一般是由手术后坏死组织的吸收引起的，属于正常现象。如果体温高于38.5℃，再叫阿姨，到时候再给你爸爸降温。阿姨非常重视你爸爸，你放心好了。”

3床的患者，从手术后就一直没排过便，搞得我们都很紧张，生怕肠道没有蠕动，缺血坏死。

我问：“大娘，你手术后就一直便秘吗？给你开的‘开塞露’用了吗？”

大娘：“用了啊，大夫。你下次能不能开好喝一点的药，那药跟眼药水一样，太难喝了。”

我：“什么？喝了！大娘，那是肛塞的。”

大娘：“什么是肛塞，我以为你的意思是让我光往嘴里塞。”

开塞露其实是普外科或者消化科里很常见的一种促排泄的药物，主要原理就是利用溶液的高渗，保存住肠道里的水，不要让水被肠道吸收进身体。肠道存的水多了，大便就软了；水再多了，就会腹泻，然后一泻千里。所以根据就近原则，开塞露正常的使用方法是从肛门塞入，然后把药水挤进去。

看着大娘几天都没大号的肚子，我目测肠道库存容量很大，于是下了灌肠的医嘱。结果，一灌解恩仇，废液筒里乒乓作响，大娘的库存全盘泻出。作为肝胆外病区的大夫，那叫一个高兴。俗话说“有屁有尿，拉了更妙”，这是胃肠手术术后患者恢复的一个靶向标。

4 床的患者从我一进病房，就嚷嚷着让我给他拔尿管，我估摸着这才刚做完手术没几个小时，他的尿量也不是很多，还是待会儿再拔。

4 床男士：“大夫，你给我拔了吧，这尿管在我两腿之间当啷着，总觉得对不起我家小弟。”

其实，做完腹部手术或者膀胱会阴区的手术患者，术后基本都会留置尿管，怕的就是手术对腹部、会阴区的神经会产生刺激，吓得膀胱不会自己收缩，导致尿液潴留，憋炸膀胱，所以要留置尿管进行导尿。不过，一般手术后 24 小时内不出大碍，就能拔除尿管。如果说尿管带给你的唯一感受，可能就是拔除后尿尿时会疼，毕竟管子伸进尿道会对黏膜有些损伤，不过这都无伤大雅，一般三天左右基本恢复。

5床的患者每天都会跟我讨价还价："大夫，我能不能不插胃管？您什么时候能给我拔管儿？"

像这种患者，我一般的态度是坦白从宽，抗拒从严，讨价还价的再多插几天。

请听医生的话，不要讨价还价。胰腺炎不想上胃管，痔疮不想换药的这种问题，得听大夫的。要说为什么术后会插胃管？只因你的胃口不好，食物不能经口入；或者胃肠压力太高，要通过置管来减压。当然，我也知道插管子的日子很难受，你会恶心痰多，咽部不适，但不用担心，待你康复之日，管子拔除，一切如前。

6床的患者，马上康复，身体已没什么大碍，可就是特别八卦，特别爱问一些医患之间的时下热点，比如，他最喜欢问的就是："现在医生被打，可以还手吗？"

像这种问题问出来就很让人生气，你把"医生"去掉，你被打了，可以还手吗？

急诊大哥，每天100多斤的负重训练，彪的就是荷尔蒙，24K纯爷们儿，一般的地痞流氓来急诊找事儿，是干不过大哥一身美肌的。

7 床是我家乡的刘叔，千叮咛万嘱咐，术后不要去洗澡，小心伤口感染。

可是刘叔就因为难得孩子在，要在孩子面前重新树立起好形象，开始新生，于是三天两头洗洗刷刷。

我说："刘叔，你怎么就那么爱干净呢？伤口感染了吧？"

刘叔说："我还用塑料袋罩着了，怎么就进水了呢？"

我："你看这伤口感染，都有点发臭了。我要是过三天把伤口打开，你们全都得跑了；我要是过一周再把伤口打开，你们谁也别想跑得了。"

像肝胆外或者普外科，是每天都要和血尿粪战斗的科室。这些手术的切口基本上都属于污染切口，有很大的感染概率，要用抗生素来对抗；而一般的颅脑手术、心脏手术、甲状腺等身体内部不与外界相通的器官手术，都属于超级干净的Ⅰ类手术切口，基本上不用抗生素。

像刘叔这种情况，本身就是污染伤口，不发生内源性的感染已经千恩万谢，还上演洗澡、沐浴、香熏一幕，真是想不感染都困难。如果你真的非常想洗澡，记得手术前使劲儿搓，洗干净了。手术后撑他个一周两周，拿出坐月子的勇气，这术后的伤口才能恢复得快。

8 床的小朋友刚做完手术，我告诉他一定要去枕平卧，结果小朋友一直抬头看伤口，搞得又是晕，又是吐，这叫我该说什么好呢。

一般的腰麻，麻醉师都会把麻药打到固定位置的脊髓里，脊髓里是液体环境，很容易造成麻药的漂移。

这么说吧，就像是一个浸满水的长管里漂了几根头发，这几根头发就是脊髓的神经，长管就是脊髓，里面的液体就是脑脊液。麻醉师要做的就是把红墨水打到固定高度的管子里，好让红墨水固定漂染这一区域的头发，这就是常见的腰麻。

结果小朋友不断起身，查看伤口，管子不断颠倒混匀，最后有可能整个管子都是淡淡的红，麻药都上浮到了大脑区域，就会出现麻醉后头疼、恶心和呕吐的情况。

所以，大夫说的“去枕平卧”都是有意义的，就是保持红墨水的固定位置，不让它发生漂移。

9 床的患者，每次我去，都是无一例外地静躺、静躺、静躺，直躺到山无棱、天地合，才转身咳两声。

我知道手术累着她了，她浑身无力不想动；也知道切口的疼痛持续存在，她天性胆小又怕疼，但是我每次进门还是会大吼一嗓子：“9 床，今天运动了吗？”

每每这时，小妹妹总会用萌化的眼神告诉我：“宝宝心里苦，一动就发怵。”

其实，术后如果长期卧床不动，最可怕的后果就是会发生深静脉血栓。就像黄河滚卷着泥沙，在流速快的时候，泥沙很少有机会跟河岸有密切的长期接触，这种情况是好的。可是一旦流速降低，黄河里的泥沙就会卸在河道上，堵住河道。

血管里的血液是一个道理。你多运动，多走动，心脏就会鼓足干劲，肌肉也会力争上游，使劲收缩，血液在血管里就会加速前进，不拖泥带水；如果一直躺着不动，心脏和全身血管的肌肉都处于放松状态，血液前进缺少动力，血液里的凝血因子便会就地卸货，织成血栓。当你想起来该运动了，猛地一动，织成的血栓脱落滑动，就会随遇而安，走到哪儿算哪儿。最恐怖的是，如果血栓卡到了肺上，因为这里河道窄，血管细，只进不出，就会引发非常严重的肺栓塞，从而造成患者的死亡。

10床的女士，闭月羞花，国色天香。每次查房，都看到她在补妆抹粉，十分忙碌。她涂黑的指甲，骗得血氧仪频繁报警；她涂红的双唇，误导医生对贫血的错误估计；她打的那层粉底，掩盖了疾病状态下的肝病面容；只有身材她没法骗，真实的虚弱，大夫都看得见。她这么做，其实是为了隐瞒病情，骗她丈夫。

爱美之心人皆有之，我们当大夫的也知道，只不过，现在是在住院不是走红毯，你本来就很美，难道你不知道吗？

血氧仪是夹在手指上，通过灯光闪烁来判断血氧情况，你涂黑的指甲相当于关闭了血氧仪的双眼，让它收不到返回的信号。血氧仪很笨，它其实并不懂夜的黑，所以会频繁报警，扰得我们一夜惊醒好几次，差点神经衰弱；要说红唇，医生一般会通过观察嘴唇的颜色来估计贫血的程度，你的烈焰红唇，让我们相信了你的血氧饱和度，血红蛋白数超过全国99%的人。就说最后一条——你厚厚的粉底，其实面色发黑是好事儿，它就是正常的肝病面容，不必追赶其他人的白，太白了还是贫血的面容呢，还是自然点好。

当大夫的，每次查房，碰到爱美的小姑娘，都会稍带一句：“你本来就很美，不要化妆，别喷香水。”

我跟 11 床及其家属，永远都是为了“吃”在争吵。

关于术后什么能吃，什么不能吃，阿姨的逻辑堪称神逻辑。

我：“大叔，您还不能大量饮水，输的液体就够您用的了。”

大叔：“大夫，我没喝水，就吃了一个西瓜。”

一般做完手术的人都会觉得渴，我能理解大叔口渴的感受，毕竟手术对于患者来说是有创伤的，做手术的过程会丢失一些体液。不过，手术后输入体内的液体每 24 小时总入量大约在 2000ml，基本上能补足一个人每天的正常所需。

我：“不是说术后不能喝水，是可以喝水但不能豪饮。您要像喝白酒那样一次少量，一天匀开来喝。您说您一下吃个西瓜，这水就进得有点集中，速度稍快。喝多了是要尿出来的，保不齐在上厕所的时候一用力，伤口就崩开了，加重感染，还要再进一次手术室。”

正说着呢，我又看到桌子上有一盒水饺，没错，茴香的诱惑。我以为是家属吃的，结果大叔嘴角挂着的一根茴香提醒了我。

我转向家属：“阿姨，还没让患者吃饭呢，怎么就给他喂上饭了？”

阿姨：“不让人喝，还不让人吃。我家老头子从术前就开始不让吃，你们又让他失了血伤了肉，他这么虚弱，术后还不让他吃，这是要我家老头子的命啊。”

我："阿姨，大叔每天摄入多少能量，都是计算好了的，有营养液维持着。他的消化功能还没恢复，你就不怕他吃进去的是茴香，拉出来的还是茴香？就茴香在肠道这么走一遭，说不定还会留几根扎在缝合的伤口上呢，难道你想让茴香在里面生根发芽？不仅如此，茴香一进去，就开始勾引胃、胰、肝脏，让它们使劲儿分泌胃酸、胰液和胆汁。这些消化液有腐蚀性，在肠道翻滚时没准儿就腐蚀到了手术切口。从疼痛的程度来说，伤口上撒盐那都是小儿科，这相当于在伤口上撒浓硫酸，重口味啊。”

12 床的张奶奶，手术后恢复得不错。张奶奶之前可是个手艺人——纺织女工，所以对于她的老本行纺线，张奶奶显得特别专业。

张奶奶："大夫，你看看我这切口，为啥我的肉老在拱这缝线，你们是不是买的线不好，以次充好啊？”

其实，手术时留在身体里的往往是可吸收的线，一般包括胶原、肠线、保护微乔等各种线；外面不能吸收的线，腰杆则更硬一些，多为丝线、尼龙。所以，张奶奶身体里的线头一般能自行吸收，没什么大碍；张奶奶身体外的缝线，不可吸收，身体里的免疫细胞就会把这种线当成异物，所以发生排异反应把线往外拱，这种情况叫作“排线反应”，属于正常现象。拱够日子就该拆了，一般也无须多做什么处理。

所以，手术的线，还真不是什么次品，而是按什么组织选什么线，按需搭配，满意实惠。

13 床快出院了，不过他是个文人骚客，嗜酒如命。之前就是因为喝酒大醉，一下撞出个肝破裂，现在还每天跟医生打游击，偷着喝酒。

每每看到他喝酒，我都会说：“小心肝。”

结果他巧舌如簧，竟回答：“小宝贝。”这让我颇为不爽。

不过，该问的，还是得问：“张博士，术后要按时吃药，您吃辛伐他汀了吗？”

张博士彬彬有礼，掷地有声地说：“我没吃药，药要饭后吃。我都不吃晚饭，所以药也没法吃。”

我心里的火腾一下子就起来了，如果你知道肚子上的脂肪在电刀的挥舞下会发出怎样一种令人作呕的 BBQ 烧烤味，就会知道手术台上张博士的味道。辛伐他汀是为了让张博士降血脂的，毕竟他血脂太高，全身明显油腻腻的。

一般的肥胖你可能会理解为可爱，可是手术台上的肥胖，就是另外一番模样，各种网膜、肠系膜比瘦子多出很大一摊，电刀烧灼、烟雾升腾也会妨碍视野、弄花镜头，整个器官的位置都比正常人埋得深。要说最有触感的体验，对于医生来说莫过于脂肪太多，满手油，提线打结都不利索……

然而张博士并不这样认同，博士还没成家，还没体会到腹壁脂肪堆积的各种不便。

转完 1 到 13 床，虽然还有各种小问题、小矛盾，但看着患者基本都恢复得不错，小大夫的心情也是极好的。

虽说现在还不能像导师那样威风，拿着手术刀替患者解除病痛，但术后的注意事项也是整个恢复期很重要的一个组成部分。看着自己的那些唠叨，在一点一点变成患者的实际行动，我就知道，他们离出院不远了。真心祝愿每个住院的患者都能谨遵医嘱，早日康复。

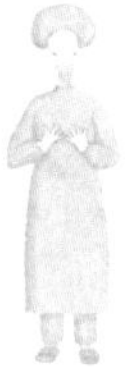

好大夫

怎么选？分清里子和面子

永远不要从一个人嘴里判定大夫的优劣

叮嘱完了我的这些病号们，导师说：“小赵，今天你要接个特殊的病人。”

我内心的好奇一下被激起来了：“什么？特殊的病人？是明星吗？”

导师：“比明星更让你激动，是你之前的带教老师，妇产科的何老师。”

妈呀，真是激动，我双腿都在颤抖。何老师凶神恶煞的眼神我至今尤怕，她一拍桌子，我肝儿都颤两颤。她就像一个铁人一样，居然也会生病？

其实不仅我这样想，当病人的都有种奇怪的逻辑，医生神通广大，医生居然也会生病？

可是，医生是治病救人，又不是千年老妖，孰能不病？

当年手把手教我的带教老师，现在却成了我的管床病号，要说我不紧张，连我自己都不信。

她是我当年在妇产科轮转的时候，教我的何老师。那年的轮转，让我吃尽了苦头。上手术的日子：拉钩打手，缝皮挨训；下手术的日子：夜夜提问，问题连起来可绕地球一圈。从妇产科到新生儿，搞得我前半夜还得挑灯夜读，加班速记。

回首往事，满把辛酸泪，三本内外儿（指《内科学》《外科学》《儿科学》三本专业书籍）。今天老师住进导师的肝胆一病区，就是对我脑容量的又一次考验，我荣幸地参与其中，乐在提问，因为我是管床大夫，一线医生。

现在三甲医院基本上都实行三级查房制度，也就是一个患者的病情会经过医师、主治医师和教授等至少三人过问，而我们这样的小大夫，就属于一线大夫。

你要是觉得一线就代表第一，那就错了。看看一线大夫日常干的活，你就知道一线是专门被各种大医生蹂躏的。早查房时要一字儿不落地把主任的吩咐记录下来，病人的情况还要一字不落倒背如流给主任；催化验单、改医嘱、下医嘱、答患者问……一天下来，如果把做了的事儿勾画出来，你会发现，这就是一个 24K 纯“菜鸟”干的事儿，没有一点闲散时间，每天都是救急救火的消防员角色。而每个进医院的医生都是从“菜鸟”做起，升成主治就会退居二线，再升一级就会隐居三线。多说一句，三线一般都不在医院加夜班。

如果充分了解了医院的三级制度，就会知道，如果你想询问病情，对患者情况最了解的莫过于他的管床医生。询问高深难懂的手术方案，记得找“菜鸟”以上级别的大夫。

我作为何老师的管床医生，接下来的日子，就是回答何老师亲朋好友的各种问题。最恐怖的地方也就在这里，因为医生的朋友，都是医生；老师的朋友，全是老师，哪一个人的级别都凌驾于菜鸟之上，作为菜鸟医生在大医院的生存之道“PMP”和“PMPMP”来说，已完全 hold 不住，全线驾崩。

“PMP”和“PMPMP”不是别的意思，正是“拍马屁”和“拼命拍马屁”之意。何老师平时人品超赞，她的很多朋友都是业界翘楚，达官显贵，“拍”已经显得很不管用，重要的其实是背诵能力。每天都有无数个前辈打来电话询问病情，恨不能从解剖、组织学、生理、生化、病理、病生一直问到大外科，各种病史、检查资料会要求你背得齐全、背得响亮。不要求你对答如流，但也必须有求必应，满意了才会点点头挂电话，不满意就会找你导师进行投诉。

而且，他们这电话打得很巧，正赶着我有空想休息的时候，无一例外的都是下午 6 点以后打来的。你要问这其中有什么秘密？其实当医生的特别了解医生的作息。每天晚上上晚班的时候，都不太忙，这个时候其实是家属询问病情，详细了解情况的黄金时段。这个时候的大夫才有空跟你细聊，否则白天忙成狗一样大夫是没空搭理家属的。

第二个黄金时段，其实是早查房的时候。那时候你的三级大夫都在，从住院医到大主任，可供你尽情提问高难度问题。但是时间有限，你要快说，因为查完房大夫还要赶着手术。

挂完电话的我，看了看时间，已经不早了。今天不是我晚班，终于可以回去放空大脑了。

正巧，我们科颜值颇高的博士张问我：“晚上请人吃饭，你有空吗？”

我心中狂喜，说：“有。”

他说：“那你替我值班吧，谢啦。”

论一个菜鸟医生是怎么成长起来的，没有捷径，统统是从点滴的血泪史中爬起来的。他用“人”很好地代替了“你”，换回了一个晚班，这个用法我今天也学会了。

今晚的夜班是加定了，可是干点什么呢？

我思来想去，还是去看看老师，比较心安。

我：“何老师，您感觉怎么样？”

何老师：“是不是我的学生和朋友打了很多电话来咨询你，你要向我告状了？”

我：“不敢，不敢，老师，这我还挺得住。不过，也快挺不住了。您当年问我问题只是相当于理综，您的学生和朋友们的问题就是会考、联考加研究生考，有的一张口还讲英文，难度系数直逼托福、GRE。”

何老师笑了笑，说：“当医生就得要勤奋，还记得你当年功夫不扎实闹的笑话吗？我让你阅片，问你图中阴影是什么，你怎么说的？你说那是避孕套，但其实是节育环。”

啊，老师居然还记得，我羞愧得恨不能找个地缝儿钻进去。

我说：“老师，好汉不提当年勇，您就放我一马？不过，您的手术是怎么打算的？”

何老师：“手术方案都听你们的，我无权干涉，也不想参与。”

我：“您就这么放心把自己交给我们？”

何老师：“我现在的身份是病人，我相信大夫。”

我：“嘿嘿，是相信主任吧。到时候您手术那天，主任们都集全活儿了。”

何老师：“我只挑了你们老师，其余的都是你们这些小助手，没有巨星云集。”

我内心有无限疑问，不过还是感叹老师是个汉子，大公无私，把最好的留给患者。

正在琢磨呢，何老师又问：“你是不是觉得，一个科室最厉害的就是大主任，次一点的是副主任，最差的就是住院医？”

我说：“是啊。”

何老师：“小赵，要我说你什么好，你看人是看里子还是看面子？”

我：“里子比面子重要。”

何老师：“那就是啊。所谓的主任、副主任只是他们的行政头衔，很多时候这种头衔和学历成正比，但这种学历有的时候跟临床的关系并不是很大。因为博士毕业需要的是发文章，发 SCI，一个本身扛大刀的要去摆弄文字，动手的活儿能比整天耍大刀的人好吗？不仅如此，因为博士生的科研优势，所以在医院晋职称的时候比较容易上位，成为副主任或者主任。

“我有个好朋友就是非常出色的神经外科年轻医生，但是他有个致命缺陷，就是他的学位证书。因为他是本科毕业，这影响了他获得各种光鲜头衔的可能，所以他到现在还仅仅是个主治医师。但是，他手上的功夫却是巧夺天工，很多主任的亲戚生病都点名让他做。

“在一个毫不知情的病人眼里，他们根本不会了解到一个医生的手术功夫，只是通过职称来评定这个医生的水平。”

我：“哦，我明白了，所以您选的手术大夫都是提前考察过的、手上功夫好的？”

何老师：“其实真正想找个好大夫给自己看病，是要多去圈子里问问的。你们小年轻大夫，还有很多需要学习。记住啊，以后不要光看一个人的头衔，要想办法找找熟人打听打听这个医生的真实能力。”

我：“老师，如果不看头衔的话，那很多患者是不是都不来大医院了。前两天急诊大哥的事儿不是还闹得挺不愉快的嘛，一个患者在急诊住了四天嫌没治好，感觉跟他们县城一个水平，之后就回他们县城医院了，挂了几天水就好了，就投诉说咱们医院水平差，他们县城医院水平高。”

何老师：“说你愚钝，脑子怎么不开窍呢。我给你讲个故事吧。有个人，特别饿，买了10个包子，吃一个不饱，吃俩还是不够，吃了10个包子才饱。这人说，真是的，早知道先吃第10个包子，一下饱了多好。懂了吗？不在于他们医院的水平高低，而是累计起来的治疗达到了质变，这是个很常见的情况。患者都会这样想，病在谁那儿看好了，就代表谁医术高明。所以，判断准医院和医生，除了头衔，就是口碑，这就需要你动用人力去问，去打听。”

我：“噢，老师，又跟您学了一招，跟您聊天真带劲。不过，我能问您一下，当医生变成病人，您现在的心态是怎样的？”

何老师：“要问我现在的心态，只是觉得三十年河东三十年河西，原来都是切别人，现在躺在台子上被切。我也能理解患者手术前的各种焦虑，毕竟他们比我知道得更少，不确定性更大。人越是面对未知的东西就越恐惧，愤怒都来源于你对未来的不可控。就算是深谙行业内幕，挑选了得力匠人的我，今晚还是会有些忧虑，莫名其妙的忧虑。”

我:“老师,那您都忧虑什么呢?”

何老师:“都说了,莫名其妙的忧虑。不知道,也许是觉得明天肚子里就少块儿肉,有点不习惯吧,虽然这手术没啥风险,我也不是肿瘤。”

老师的手术做得很顺利,导师是主刀,我有幸参与其中,当了二助。

其实事后我才知道,“二助”这个身份,是老师向导师争取来的,因为我自知羽翼还不够丰满,平日里做的都是些缝皮的杂工,给老师这种大咖做手术基本上我就只有看的份儿,没有摸的份儿。但是这两天认真汇报老师病情的那股劲儿,着实感动了老师。老师点名要我全程参与手术,并且点名要我做“二助”,真是一种无与伦比的美妙,现在心里还存着这份感动。

真希望老师能快点康复,早日复出,再次在妇产科叱咤风云。

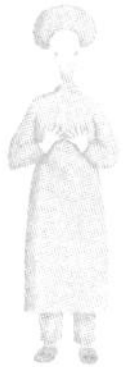

随访

医生的归医生，病人的归病人

换药、停药、减药，都是性命攸关的事

时间在一天天流逝，病人也在一天天恢复。

张博士是我管辖的病人中第一个出院的，他出院那天还向同病房的 12 床调侃道：“终于刑满释放，功德圆满了。在医院修行真心累啊，真迫不及待想奔出去，过正常人的生活了。”

说来也巧，自张博士出院后，三四天内就陆续又办了五六个出院的，听起来都让人觉得非常励志，也许这就是“榜样力量”。

看着这些患者出院已有一段时间，不知道他们恢复得如何，所以我打算打个回访电话好好问问，再多叮嘱几句注意事项。

一般医院都会要求医生在病人出院两周以内，由他的管床大夫负责打随访电话。就像卫星和基站一样，医院就是一个大基站，病人是被基站发射出去的卫星。这些卫星不是发射出去就不管了，作为医院，是要负责卫星的日常联络的，目的是看看卫星的信号如何，功能怎样，强了要继续保持，弱了就返厂重修。

所以，医院规定了电话随访的业务，一来可以跟踪慢性病患者或疾病恢复期患者的健康状况，好预约下次随访的时间、项目；二来可以给他们做康复指导，提醒复诊，最后还能收获一个评价，算是对之前工作的一个结尾。好与不好，都在马上要提起的这根电话线里了。

13 床的张博士是最早出院的，所以我第一个电话打给他。

我："张博士，最近身体怎么样啊？"

张博士："挺好的，自从生过一场大病，这健康意识就提上日程了。我买了一大堆养生书来看，正煲粥煮汤炖王八呢……"

听着张博士滔滔不绝的话语，我还是很扫兴地打断了博士的话："张博士，我就想问问给你开的辛伐他汀，按时吃了吗？"

张博士："我当时在医院没好好看说明，回家好好研究了一下，这药副作用太大。都说是药三分毒，我还不想中毒呢。当初要是看了药品说明，我就不会吃这药。不过现在也不晚，我把药停了，改喝王八汤。”

诚然，保健品的宣传力度盖过了药品说明，给人带来的是“包治百病”的快感，但实则有可能是个“大忽悠”。就拿一些突发疾病来说，比如突然性失血，那再美味的人参鹿茸、阿胶银耳，也敌不过一袋血浆外加促红细胞生成素。

张博士是外伤引起的肝破裂，行修补术，手术是最快的止血方法，用药是最快的维持方法，我从没听说什么山药莲子、百合燕窝能比辛伐他汀更快降脂。张博士的忧虑想必也是全天下患者的忧虑，毕竟，保健品听着寓意美好，功效良多，降脂药的不良禁忌听着就让人闻风丧胆，不愿再用。

但其实各种药物之所以能出厂，都是经历了严格把关的。一种药从研制到出厂最快也要 20 年，大部分药都维持在百年以上的历史。这期间，药物的出厂会先做动物实验，动物实验没问题，利大于弊的时候才会进行临床试验。这部分研究群体是临床上自愿参加新药试验的患者，在他们身上制药商会收集一些数据看疗效。若弊大于利，副作用盖过疗效，那么这个药将不会上市，能上市跟大家见面的，都是“大正小误”的药。

药物的实验数据，也就是从动物和人身上试验得到的数据，总结成文字就叫作药品说明，里面既有疗效，也会有不良反应和使用禁忌。从哲学层面来说，事物都具有两面性，正反面都有的那才正常，只好不坏的才不正常。

张博士听得目瞪口呆，赶紧又问：“那使用药品有什么原则吗？”

要说用药有什么原则？想来想去，也就是导师经常说的：能不用就不用，能少用就不多用，能口服就不肌注，能肌注就不输液。最后，也是最重要的，就是谨遵医嘱，不要用保健品代替药品。

10床的女士，住院期间为了保持国色天香就十分忙碌，现在出院了，真怕她通宵达旦，应酬不断。

这次打电话，不为别的，就是为了敦促她记得复查，别只要风度不要医护。

结果电话那头还是风情依旧：“小大夫，我知道要复查，就是我最近应酬太多，你再宽限我几天，我回头补上。”

其实，爱美之心人皆有之，但是复查肝功和电解质才会让美有了依靠。因为很多类型的疾病都有反复的风险，就算本次治好了也不能一劳永逸，患者心里的那根弦儿还是要绷住的。要在出院后配合医生的嘱托，按时查体，否则再多的粉扑都抹不匀疾病状态下的黝黑脸庞。

要说省时间，复查其实不用走挂专家号费时费力的老路，医院是有便民门诊的。这种门诊多半便宜，一块左右的挂号费，享受的是快速的服务。你可以挂完便民门诊之后找你当时的主治大夫，让他们给你开化验单，然后去预约检查。

1 床的患者，永远都是听丈夫的，从之前她丈夫风风火火找我要镇痛泵，到现在我打过去回访，我的沟通对象，永远都不是患者，而是患者家属。

这不，我打过去问患者的用药情况，她的丈夫满腹经纶跟我在这儿理论药量。

1 床的患者当时是慢性乙肝炎合并肝损伤，导师给她修补了肝，术后开了谷胱甘肽来护肝。按说一瓶谷胱甘肽 36 片，约 70 块钱，一天 3 次，每次 4 片，也就是说一瓶药能够 3 天的。3 天花 70 块，一般的家庭省吃俭用还是能负担得起的。

可是她的丈夫投机取巧，同样省吃俭用，省吃了药量，简用了医嘱单。

原本一天三次改成了一天两次甚至一次，原本的一次四片改成了一次两片或者两片半，真不知道她丈夫是怎么把细小的片剂一分为二喂妻子的，但是这种做法却成功地将一个月 1200 块左右的药价下调到 210 块，净值节省 80%。

但其实，所有的投机必将以血肉的代价来偿还，如果还在吃药问题上省吃俭用，那么身体也会节衣缩食，弱给你看。

导师开的谷胱甘肽是一种还原剂，能够抵抗氧化和增强免疫，对于他妻子虚弱的肝来说，这是很好的保护伞。伞要一直罩着，肝才有时间恢复，恢复得差不多了也就不用伞了，肝也就康复了。但是如果肝还没好，就三天打鱼两天晒网，开始自作聪明减量，觉得肝不疼了，就不用吃药，疼得厉害的时候就可劲儿多吃几片，以毒攻毒，这样做很容易导致病情的反复，让这场战役由闪电战延伸到持久战。而战线如果拉长了，怎么算其实都不划算，阵亡的将会是大量的人民币和患者的健康，所以，私自增减药量，堪称丢了西瓜也难捡芝麻。

1 床的患者这么吃药，不算是个例，而是出院病人的常态。没有了医生的监督，大家貌似都喜欢更改药量，但其实随意更改，有时候后果会很严重。

就拿最常见的解热镇痛药阿司匹林来说，它既是退热药，抗风湿药，又是防血栓的抗凝药。感冒发烧仅服 0.3~0.6 克 / 次，抗风湿要加大剂量，一日 3~5 克分四次口服，而用于抗血栓形成，一天大约用 0.1 克，每天一次。你会发现，吃不同的剂量治疗不同的病症。如果照 1 床的逻辑，擅自改药，恐怕增加的将是药物的毒性，减少的是药物的疗效。

要说出院后关于药物的用法，最需要做的也许就是谨遵医嘱，想改药量的时候记得询问医生，不要擅自做主，尤其是对于处方药抗菌药和激素类药物来说，千万别自行调整用量或者停用。

3 床的开塞露大娘，在出院后，收拾东西匆忙，竟然忘了带出院证和诊断证明。证明没带齐就着急出院，日后会造成很大的不便。

就从医保角度来说，除了北上广深几个发达地区，医保是直接结算的，其他地区的医保有可能需要先交钱再申请报销。就我所知的二、三线城市的新农合医保，大部分都是先自费交全款，再拿着出院证和诊断证明到医保办申请报销，要是忘了拿出院证和诊断证明，该怎么申请报销呢？

我们平时在医院接受治疗，每天的治疗情况都会以文字的形式记录下来，这就是我们的住院病历。而对于患者来说，能复印的部分包括：门诊病历、住院志、体温单、医嘱单、化验单（检验报告）、医学影像检查资料、特殊检查同意书、手术及麻醉记录单、病理资料、护理资料以及国务院卫生行政部门规定的其他病例复印资料。

不能复印的部分是：依据《医疗机构病历管理规定》第十九条规定的“死亡病例讨论记录、疑难病例讨论记录、上级医师查房记录、会诊意见、病程记录”等，但若患者家属需要维权，有权要求“封存病历”。

要说住院病历有什么用，对于医生来说可以供科研用，以更快地攻克疾病；对于患者来说，它是处理医疗纠纷、评定伤残等级、调查诉讼案件等事项的重要法律依据。

鉴于住院病历特别重要，一般在患者出院后住院病历就被送到病案室封存，进行集中管理，避免涂改伪造或者保存不善导致丢失，一般医院保存的年份是 30 年。

而如果患者出院，想要系统详细的住院病历，可以到病案室复印带走。如果不要求那么详细，一般的出院证和诊断证明也够用，同样具有法律效力。除了住院，门诊的病历是患者自己保存的，医院不留底儿集中保存。

所以，不是病好了，住院病历就没用了，相反，它需要你妥善保管，因为它不仅为你下次的医疗提供了病史，还能供你报销医保和商业保险。

最后，出院的诊断证明其实在小事情上还大有用武之地。如果需要请假不上班，诊断证明就是最好的凭证。现在医院已经不再开具请假条或者病假条，开具的都是有法律效力的诊断证明。妥善保存诊断证明，方能在需要休息的时候安安心心休息。

11 床的大叔，在医院就跟我“斗智斗勇”，也不知现在情况如何？

一个电话过去，发现大叔还是贪吃，虽不是固体形状的食品，但是液体的咖啡也会增加对胃的刺激，产生过多的胃酸。

我说：“大叔，最好别空腹喝咖啡，你胃不好。”

可大叔反应敏捷：“第一口是空腹，第二口就不是了。”

听着大叔的歪理，再结合近期的病情，我打算跟大叔好好说道说道出院病人的健康指导。

对于肝病患者来说，要绝对禁酒，饮食宜清淡、细软，易消化，少盐无刺激，少量多餐，营养还要丰富，多吃豆制品来补充蛋白质；大叔如此爱吃，对于他来说最重要的还有一条，就是排便要保持顺畅，切忌只进不出，发生便秘；从休息层面来说，卧床休息可以增加肝脏的血流量，有助于肝细胞修复和再生，因此，休息是保护肝脏的重要措施之一，要适当劳作，增加休息时间。

不知大叔对他的病有没有心理预估时间。肝硬化是一种康复过程较长的慢性疾病，很多患者容易耐不住性子产生焦虑、急躁和恐惧的心理，随访电话的一个重要作用，就是在此时鼓励大叔鼓足干劲，坚持调养。

结尾时，我向大叔说明了接下来的诊疗计划：因为大叔的肝硬化常出现反复，所以应坚持复诊。一般肝功能正常后三个月内，每半个月进行一次肝功复查；三个月后，每月复查一次肝功能；半年后，每年复查两次，并同时进行肝脏 B 超检查。

大叔非常配合，都记在了本子上，临挂电话，还给我了一个好评，说我认真负责。

啊，小大夫的职业成就感瞬间爆棚。

病看到这里，也该有个了结了。

从看病前的准备，到看病时的比对，再到康复后的反馈，其实每一步都需要点医学知识做支撑、行业技巧做提醒。

谨以此书献给那些正在为看病所苦恼的人们，祝愿你们早日康复，远离医护！

图书在版编目(CIP)数据

不就是看个病吗 / 赵雅楠著. — 北京 ：北京联合出版公司, 2017.6

ISBN 978-7-5596-0451-4

Ⅰ. ①不… Ⅱ. ①赵… Ⅲ. ①医疗卫生服务－介绍－中国 Ⅳ. ①R199.2

中国版本图书馆CIP数据核字（2017）第115721号

不就是看个病吗
作　　者：赵雅楠
选题策划：知　是
责任编辑：昝亚会　夏应鹏
封面设计：门乃婷工作室
版式设计：佳　佳
责任校对：袁大威

北京联合出版公司出版
（北京市西城区德外大街 83 号楼 9 层　100088）
河北鹏润印刷有限公司印刷　新华书店经销
字数 160 千字　140 毫米 × 210 毫米　1/32　印张 9.5
2017 年 6 月第 1 版　2017 年 6 月第 1 次印刷
ISBN 978-7-5596-0451-4
定价：39.80 元

目录

CONTENTS

常见症状对症挂号预判自查

到医院看病，挂什么科是很有讲究的。比如胸痛，还伴有其他一些不适，是应该看心血管科还是消化科，或是呼吸科……面对类似的选择题，即使是有点医学常识的人也拿不准，更别说一般患者。我把各种常见病症的症状简单进行了梳理，以便大家去看病时，可根据症状“对症挂号”。需要注意的是：

①以下仅列举一些较通俗的常见病名症状，并非完整病名列表，也不涉及大量包含专业名词的病名症状。

②以下对应关系仅作为预约网站查找就诊科室的参考，与各医院实际科室设置有差别，实际预约挂号请按医院实际科室来定。

③只要时间和病情允许，就诊时还是应该先咨询分诊人员，以免浪费宝贵的时间，甚至延误治疗时机。

内科常见疾病

典型症状	可能病症	别　名	就诊科室
咳嗽咳痰两周以上，痰中带血，长期午后潮热、乏力、食欲减退	肺结核	肺结核病，结核病，结核，肺痨	呼吸内科
前期有过呼吸道的感染，反复咳血，咳大量脓痰	支气管扩张症		
高热，咳大量脓“臭”痰	肺脓肿		
发病急，寒战高热，咳浓痰或血痰	肺　炎	下呼吸道感染，肺部感染性疾病	
刺激性干咳，咳血，喘鸣，体重下降，胸痛，声音嘶哑，咽下困难，有胸水，头面部瘀血水肿，上肢火灼样疼痛，杵状指，中老年人多见	肺　癌	支气管癌， 支气管肺癌	
每年咳嗽、咳痰、气短三个月以上，连续两年以上	慢性 支气管炎	慢支，气管炎	
慢性咳嗽、咳痰、气喘，桶状胸，呼气延长	慢阻肺	慢阻肺 COPD	
起病隐匿，呼吸困难进行性加重，杵状指，肺爆裂音	间质性肺病	特发性肺纤维化	
有很长的肺部疾病史，活动后心悸、呼吸困难，球结膜充血，颈静脉怒张，腹水，皮肤潮红，多汗	肺心病	慢性肺源性心脏病	

续表

典型症状	可能病症	别　名	就诊科室
在屏气用力时，突然一侧胸部针刺样或刀割样疼痛，随后呼吸困难	气　胸		发病急、严重的挂急诊，慢的挂呼吸内科
起病急，哮鸣音，夜间或凌晨发作，呼气延长	哮　喘	支气管哮喘	呼吸内科
每周排便少于三次，排便困难，粪便硬结如羊粪状，便血	便　秘	大便秘结，大便难	消化内科
烧心，反酸，夜间或餐后一小时多见，胸痛，胸骨后有异物感，咽喉炎，慢性咳嗽	胃食管反流病	百姓口中的反酸水，烧心，反流性食管炎	
早期症状不明显常被忽略，中晚期有进行性吞咽困难，食物返流，咽下困难，体重减轻，消瘦贫血	食管癌		一般先挂消化内科发现疾病，去普外科做手术
没有太多明显的症状，中上腹不适，饱胀，钝痛，烧灼痛，嗳气，反酸，恶心等	胃　炎		消化内科
多见青壮年，饥饿痛，柏油样大便或呕血，不发生癌变	消化性溃疡	十二指肠溃疡	
多见中老年，数年的病史，周期性发作，餐后痛，柏油样大便或呕血，如果并发梗阻还可呕吐隔夜宿食	消化性溃疡	胃溃疡	
早期多无症状，之后吞咽困难，恶心呕吐，呕血贫血，上腹部有肿块、有压痛，还可伴黄疸，发热，腹水	胃　癌		先在消化内科发现，确定手术转到普外科

续表

典型症状	可能病症	别　名	就诊科室
多见中青年女性，之前患过肺结核，右下腹痛，餐后加重，排便缓解，大便习惯改变，腹泻便秘交替，右下腹有肿块，午后潮热，盗汗，消瘦，乏力	肠结核		消化内科
反复腹泻，黏液脓血便，左下腹痛，发热，外周关节炎，结节性红斑，口腔复发性溃疡	炎症性肠病	溃疡性结肠炎	
发病隐匿，终生复发，腹痛腹泻，体重下降，肛周瘘管，结节性红斑，口腔复发性溃疡	炎症性肠病	克罗恩病	
排便习惯和大便形状改变，右侧钝痛，腹部可有肿块，全身贫血低热，进行性消瘦	结直肠癌		首诊可挂消化内科或普外科、肛肠科
多见中青年女性，肠道没有器质性的改变，精神受创，每日3~5次腹泻，有排便不尽感，没有严重的症状	肠易激	功能性肠病	消化内科
常有乙肝病史，疲乏，食欲不振，营养不良，黄疸，出血贫血，内分泌不调（男性乳房发育，女性闭经），蜘蛛痣，面色发黑，腹水，容易消化道大出血，胆结石或腹膜炎，晚期肝性脑病	肝硬化		
有乙肝病史或肝硬化病史，上腹部肝区疼痛，肝大，黄疸，腹水，身体消瘦，发热，营养不良，低血糖，红细胞增多	原发性肝癌		

续表

典型症状	可能病症	别　名	就诊科室
有胆结石病史或暴饮暴食后，中左上腹剧烈腹疼痛，不缓解	胰腺炎		消化内科
感觉心悸或心动过缓，胸痛，食用烟酒、咖啡等引起	心律失常		心血管内科
胸骨后疼痛，放射至左肩左手臂或小指，向上可放射到下颌，有压榨紧缩感、濒死感（冠心病特有），活动耐力下降，服用硝酸甘油多 3~5 分钟缓解，常因劳动后引起胸疼	冠心病	稳定性心绞痛（注：冠心病是个大概念，里面包括很多小类，此处列举的是最常见的）	
胸骨后疼痛，疼痛剧烈，濒死感（冠心病特有），服用硝酸甘油不缓解（能缓解的是稳定性心绞痛，不能缓解的是心肌梗死），出汗，恶心，呕吐，呼吸困难，发热	冠心病	急性心梗	
收缩压 ≥ 140mmHg，舒张压 ≥ 80mmHg，头晕头痛，视力模糊，鼻出血，高盐饮食，家族中常有高血压患者	高血压	高血压病，风眩	
早期没有什么症状，加重时出现夜间阵发性呼吸困难，端坐呼吸，食欲下降，下肢水肿，颈静脉怒张	心肌病	扩张型心肌病	
劳力后呼吸困难，乏力，胸痛，晕厥（尤其是运动后，是青少年猝死的主因）	心肌病	肥厚型心肌病	

续表

典型症状	可能病症	别　名	就诊科室
常有1~3周的病毒感染症状(发热，全身倦怠，肌肉酸痛)，之后出现心悸、胸痛、呼吸困难	心肌炎		心血管内科
最早出现呼吸困难，咳嗽，咳血(粉红色泡沫痰或暗红色血痰)，血栓栓塞(例如突然脑卒中或失明)，二尖瓣面容(两颧绀红)	瓣膜病	二尖瓣狭窄	心血管内科
疲乏无力活动耐力下降，心前区可以感到抬举样搏动	瓣膜病	二尖瓣关闭不全	心血管内科
心绞痛(最早出现也最常见)，晕厥，心力衰竭，心前区抬举样搏动，脉搏细弱	瓣膜病	主动脉瓣狭窄	心血管内科
头颈部强烈的波动感，点头征(心脏射血就抬头，射血间期就低头)，劳力性呼吸困难	瓣膜病	主动脉瓣关闭不全	心血管内科
病毒感染者，心前区疼痛，疼痛的性质尖锐，与呼吸有关，因咳嗽深呼吸变换体位而加重	心包疾病	急性心包炎	心血管内科
发热，有细菌入血，皮肤有瘀点，指和指甲下线状出血，手掌足底无痛性出血红斑(Janeway斑)，蛛网膜出血斑(Roth斑)，指或趾垫下出现豌豆大的痛性结节(Osler结节)	心内膜炎	感染性心内膜炎	心血管内科
易激动，烦躁失眠，心悸，乏力，怕热，多汗，消瘦，食欲亢进，大便次数增多，腹泻，女性月经稀少，近端肌肉萎缩无力，甲状腺肿大，眼球突出，胫前黏液水肿(小腿前方水肿，硬肿)	甲　亢	甲状腺功能亢进，Graves病	内分泌科

续表

典型症状	可能病症	别　名	就诊科室
满月脸、水牛背，向心性肥胖，面圆呈暗红色，四肢相对瘦小，皮肤菲薄，轻微损伤即有瘀斑，手指、肛周常出现真菌感染，高血压，雄激素多等男性化的表现	库欣综合征		内分泌科
高血压（最常出现），肌无力，周期性瘫痪（低钾），夜尿多，心律失常	原发性醛固酮增多症		
血压异常地高，收缩压常可达200~300mmHg，舒张压130~180mmHg，剧烈头痛，面色苍白，大汗淋漓，心动过速，面颊部潮红	嗜铬细胞瘤		一般先在内分泌科或心内科发现，确定手术可以转普外科
一般有甲状腺手术史或抗甲状腺激素治疗后，表情呆滞，反应迟钝，颜面和眼睑水肿，舌大常有齿痕，嗜睡，畏寒，乏力等代谢率低的表现	甲　减	甲状腺功能减退症，甲状腺功能低下	内分泌科
青少年多见，胰岛素绝对不足，发病急，多尿、多饮、多食、体重减轻症状明显，严重可发生酮症酸中毒	糖尿病	1型糖尿病	
中老年多见，40岁之后起病，胰岛素抵抗，发病缓慢，有家族史，与肥胖症、血脂异常、高血压等疾病先后发生，多尿、多饮、多食、体重减轻	糖尿病	2型糖尿病	

续表

典型症状	可能病症	别　名	就诊科室
中老年多见于动脉硬化，中青年多见于动脉炎性脑梗死，可出现一过性黑蒙，对侧偏瘫，偏身感觉障碍，或同侧偏盲，失语	脑梗死	缺血性脑卒中	神经内科
身体某一部位不自主抽动，多见于一侧眼睑、口角，手足趾，肢体麻木感，针刺感，或反复咂嘴，噘嘴，咀嚼，反复搓手拂面	癫　痫	羊痫疯，羊角风	
入睡困难（卧床 30 分钟没有入睡），易醒，频繁觉醒，多梦，早醒或醒后再次入睡超过 30 分钟，白天头昏乏力，疲劳，上述情况每周至少持续三次，持续至少一个月	失眠症	不眠症，入睡和保持睡眠障碍，失眠症，不寐，多寐	
发作性，偏侧，中重度搏动样头痛，多起病于儿童和青春期，女性多见，一般持续 4~72 小时，可伴有恶心呕吐，声光刺激加剧，安静休息可缓解头痛	偏头痛		
突发突止，面颊上下颌，舌部明显剧烈电击样，刀割样，撕裂样疼痛，持续 1~2 分钟，间歇期完全正常	三叉神经痛	法沙吉尔氏神经痛，痛性抽搐，面风痛	
记忆障碍，失语，失用，失认，视空间能力损害，抽象思维计算能力损害，人格和行为改变	阿尔茨海默病	老年痴呆	

续表

典型症状	可能病症	别　名	就诊科室
突然高热类似感冒，也可以是严重的出血，重度贫血，发热39℃~40℃，口腔炎、牙龈炎常见，肺部感染、肛周炎、皮肤瘀点瘀斑，鼻出血，牙龈出血，淋巴结肝脾肿大，胸骨下段压痛，眼部可出现绿色瘤，皮肤有蓝色结节，可有颈项强直抽搐昏迷，一侧睾丸无痛性肿大	白血病	血　癌	血液科
常见于女性月经过多，慢性肠炎，腹泻；孕妇，消化道溃疡的人群，表现为贫血，乏力，头晕，头疼，精神性形为异常（异食癖，比如爱吃土），口腔炎，舌炎，匙状甲，发育迟缓	缺铁性贫血		
起病急，进展快，贫血（头晕心悸），出血（皮肤黏膜内脏出血），感染（呼吸道感染最常见）	再生障碍性贫血	再　障	
尿液呈酱油色或红葡萄酒样，乏力，胸骨后或腰腹疼痛，发热，血红蛋白尿与睡眠有关，早晨重下午轻	阵发性睡眠性血红蛋白尿		
贫血，乏力，疲倦，易感染（症状表现与再障相似，所以确诊要靠骨髓穿刺看细胞形态，都挂血液科）	骨髓异常增生综合征		
青年多见，首发症状是无痛性颈部或锁骨上淋巴结进行性肿大，其次为腋下淋巴结肿大，发热，盗汗，瘙痒（较特异），消瘦，饮酒后淋巴结疼痛	淋巴瘤	霍奇金淋巴瘤	

续表

<table>
<tr><th>典型症状</th><th>可能病症</th><th>别　名</th><th>就诊科室</th></tr>
<tr><td>全身的淋巴结无痛性肿大（区别于霍奇金颈部淋巴结大），表现多样与淋巴结所分布的位置有关</td><td>淋巴瘤</td><td>非霍奇金淋巴瘤</td><td>血液科</td></tr>
<tr><td>骨痛腰骶部多见，其次是胸背部，自发性骨折（因为浆细胞侵蚀骨骼）感染，贫血，肾功能损害（蛋白尿，管型尿，高尿钙），出血，淋巴结，肝肾脾肿大</td><td>多发性骨髓瘤</td><td></td><td>这是一个常常挂错科的病，很多人因为骨折先挂了骨科，或因为肾病先去了肾内科，但其实这是血液科的病，应该先挂血液科</td></tr>
<tr><td>育龄期女性多（比较特异），出血轻而局限，但常反复，皮肤黏膜出血，鼻出血，牙龈出血，乏力，有形成血栓的倾向</td><td>特发性血小板减少性紫癜</td><td></td><td>血液科</td></tr>
<tr><td>发热，光敏感，面部蝶形红斑（最特异），口腔、鼻黏膜痛性溃疡，关节痛，肾脏损害（蛋白尿、血尿、水肿、高血压），胸腔积液，心包炎，心脏炎，癫痫等狼疮脑病</td><td>系统性红斑狼疮</td><td>SLE，红斑狼疮</td><td rowspan="2">风湿科</td></tr>
<tr><td>晨僵（早晨起床后关节僵硬超过 1 小时），近端指间关节对称性持续性疼痛，色素沉着，关节肿，关节畸形（呈天鹅颈或纽扣花样），出现类风湿结节，可继发干燥综合征</td><td>类风湿性关节炎</td><td>类风湿关节炎，类风湿，类风湿病，尪痹</td></tr>
</table>

续表

典型症状	可能病症	别　名	就诊科室
潮湿寒冷是重要的诱因，症状出现之前常有 1~6 周的咽喉炎或扁桃体炎，之后出现游走性、多发性关节炎，常两周内消退，心脏炎，环形红斑，皮下结节，舞蹈病，发热	风湿热	急性风湿病，急性风湿性多关节炎	风湿科
口干，猖獗龋齿，舌干裂，干燥性角结膜炎，皮疹，肾损害，贫血，乏力低热	干燥综合征		
口腔和外阴溃疡（特异），眼炎，皮肤损害	贝赫切特病	白塞病	
青年多见，常有 1~3 周前驱感染，之后尿异常（血尿、蛋白尿），水肿，高血压	急性肾小球肾炎	肾炎，肾脏炎	肾内科
尿蛋白 > 3.5 克，血浆白蛋白低于 30 克 / 升，水肿，血脂升高	肾病综合征		
尿频、尿急、尿痛，排尿不适，尿液混浊、有异味，血尿，可发热、寒战、头痛、全身酸痛，可有肾区叩击痛，育龄期女性、老年人多见	尿路感染	尿感（尿路感染包括膀胱炎和肾盂肾炎）	
肾功能急剧下降，先经历少尿期（每天尿量 < 400 毫升），其间代谢紊乱（代谢性酸中毒，高钾血症，低钠，低钙，高磷），后经历恢复期（尿量增多，每天在 3000~5000 毫升）	急性肾损伤		
前期可无任何症状，后有乏力腰酸，夜尿增多，代谢性酸中毒，肾性贫血，水肿，高钾血症，氮质血症，高血压，心力衰竭，口腔有尿味，肢体麻木，骨质疏松，骨软化	慢性肾损伤	慢性肾损伤的终末期就是尿毒症	

外科常见疾病

典型症状	可能病症	别　名	就诊科室
有连续性发绀，咳血，杵状指，发育迟缓，活动耐力差，劳累后心悸、气促	先天性心脏病	先心病，心脏病，小儿先心病	心胸外科
前胸或肩甲区持续性钝痛，剧烈撕裂样疼痛多并发主动脉夹层，咳嗽呼吸困难，肺不张，声音嘶哑，吞咽困难	胸主动脉瘤		
刺激性咳嗽，脓性痰液，血痰，晚期可出现声音嘶哑、声带麻痹，面部颈静脉怒张，剧烈胸痛，剧烈胸肩痛，上睑下垂，瞳孔缩小，面部无汗，杵状指	肺　癌		
在饱餐、进食油腻食物或睡眠中发生胆绞痛，上腹隐痛，多数人可无症状，在体检中发现，上腹部饱胀不适	胆石病	结石性胆囊炎，胆结石	肝胆外科
女性多见，上腹部疼痛，阵发性绞痛，夜间、饱餐、进食油腻食物后发作，疼痛放射到右肩、肩甲和背部，伴有恶心呕吐，厌食便秘	急性胆囊炎		
青壮年多见，腹痛，寒战，高热，黄疸，休克，神志淡漠	急性梗阻性化脓性胆管炎		

续表

典型症状	可能病症	别　名	就诊科室
饱餐或饮酒后突然发作，腹痛剧烈，多位于左上腹，向左肩左腰部放射，腹胀，恶心呕吐，腹壁紧张，压痛反跳痛，脉搏细速，血压下降，乃至休克，在腰部或季肋部有大片青紫色瘀斑，血钙降低可见手足抽搐	急性坏死性胰腺炎	胰　瘅	肝胆外科
有乙肝病史或肝硬化病史，上腹部肝区疼痛，肝大，黄疸，腹水，身体消瘦，发热，营养不良，低血糖，红细胞增多	原发性肝癌		
早期无特异性，腹痛，恶心呕吐，腹部压痛等，继之可出现右上腹痛，放射到肩背部，体重减轻，消瘦，贫血，肝大，甚至出现黄疸，腹水，全身衰竭	胆囊癌		
多见于50岁以上患者，男性多，多在情绪激动时发病，壳核出血（最常见，对侧偏瘫，偏身感觉缺失，同向性偏盲，失语），丘脑出血（无反应性小瞳孔，眼球会聚障碍）、脑干出血（昏迷，呕吐，针尖样瞳孔，呼吸障碍）	脑出血		神经外科

续表

典型症状	可能病症	别　名	就诊科室
身体某一部位不自主抽动，多见于一侧眼睑、口角，手足趾，肢体麻木感，针刺感，或反复咂嘴，噘嘴，咀嚼，反复搓手拂面	癫　痫		外科治疗癫痫：一般内科治疗无效的才选手术，也就是说先挂神经内科接受治疗，无效再转神经外科
多见于20~30岁青年，男性多，感觉分离（手、颈、胸、臀的痛温觉丧失，触觉和深感觉正常），运动障碍（肌无力，肌萎缩），皮肤增厚，过度角化	脊髓空洞症		神经外科
一般在腹股沟区突出一个肿块（内容物为小肠或者网膜），常常在站立行走，咳嗽时突出，可降至阴囊或大阴唇，易复性疝可用手回纳，难复性疝无法回纳，可出现腹痛，恶心，呕吐，停止排便排气，出现腹胀等肠梗阻的表现	腹外疝		普外科
撞击过左上腹部，面色苍白血压下降，腹壁紧张，移动性浊音	脾破裂		
腹部外伤史右上腹多，面色苍白血压下降，腹痛、腹膜刺激征比脾破裂更明显	肝破裂		

续表

典型症状	可能病症	别　名	就诊科室
上腹部剧痛，呈刀割样，腹痛迅速波及全腹，患者面色苍白、出冷汗，恶心呕吐，血压下降，因为疼呈屈曲体位不敢移动	胃十二指肠溃疡		一般来说，溃疡不太严重没有大出血、穿孔的，没有合并幽门梗阻的，都先去消化内科进行治疗，严重的溃疡才来外科手术治疗
上腹疼痛加重，食欲下降，乏力，消瘦，体重减轻，恶病质	胃　癌		普外科
肝区疼痛多为钝痛，刺痛或胀痛，若肿瘤破裂坏死可引起右上腹剧痛，全身症状（乏力，消瘦，食欲减退，腹胀）	肝　癌		
腹痛，胆绞痛，胆囊增大，恶心，呕吐，右上腹持续性剧痛并向右肩放射	胆结石		
呕吐大量胃酸（高位肠梗阻），呕吐带着粪渣或碱性肠液（低位肠梗阻），阵发性绞痛，高亢的肠鸣音	机械性肠梗阻		
饱食后剧烈运动，或多见于便秘的老年人，多次腹痛发作，排便后缓解，腹部持续胀痛，呕吐频繁，肠鸣音减弱	肠扭转		

续表

典型症状	可能病症	别　名	就诊科室
转移性的右下腹痛，开始发作于上腹，逐渐移向脐部，6~8小时后转移到右下腹，恶心呕吐，发热	急性阑尾炎	阑尾炎	普外科
多与遗传和穿鞋不适有关，女性多见，第一跖骨头因与鞋帮摩擦而突出，可有骨赘形成。	拇外翻	大脚骨	骨　科
四肢无力，行走不稳，持物不稳，生理性反射减弱或消失，腱反射亢进	颈椎病	脊髓型	颈椎病不只是一个病，分清楚是卡压到神经还是血管很重要，因为表现不一样
颈间痛，向上肢放射，皮肤麻木过敏，上肢无力，手指不灵活，当上肢姿势不当，可出现剧烈闪电样锐痛	颈椎病	神经根型，此型最常见	骨　科
头晕，眩晕，猝倒，听力减退或耳聋，视力障碍	颈椎病	椎动脉型	
起病急，寒战，高热至39℃以上，患肢疼痛，屈曲状，因疼痛抗拒主动与被动运动，局部皮温增高，红肿热痛	化脓性骨髓炎		
多见于20~50岁人群，男性多，有弯腰劳作或长期坐位工作史，首次发病在半弯腰持重或突然扭腰动作中产生，腰痛，腿痛，坐骨神经痛，大小便障碍，鞍区感觉异常	腰椎间盘突出症		

续表

典型症状	可能病症	别名	就诊科室
多见于中年男性，髋关节疼痛或酸痛，间断发作并逐渐加重，腹股沟区深部压痛，可放射到臀或膝	股骨头坏死	骨蚀、股骨头无菌性坏死、股骨头缺血性坏死	骨科
上肢外伤后，肘部疼痛，肿胀，活动障碍，肘后突畸形，前臂处于半屈位，肘后三角关系发生改变	肘关节脱位		
有明显的外伤史，明显的疼痛，患肢缩短，髋关节屈曲，内收内旋畸形，可在臀部摸到突出的股骨头，坐骨神经损伤，足下垂，足背外侧感觉障碍	髋关节后脱位		
局部疼痛肿胀，功能障碍，甚至出现张力性水疱，皮下瘀斑，出现患肢畸形，异常活动，骨擦音或骨擦感，全身表现为发热甚至休克，特别是盆骨、股骨、多发性骨折容易休克	骨折		
局部疼痛，持续性，逐渐加重，夜间尤重，可伴有局部肿块，附近关节活动受限。局部皮温升高，静脉怒张，全身恶病质	骨肉瘤		
内痔主要为出血和脱出，便后鲜血；外痔主要为肛门不适，潮湿，瘙痒，如发生血栓，可有剧痛；混合痔即内痔外痔的症状同时存在	痔疮	痔核，痔病，痔疾	肛肠外科

续表

典型症状	可能病症	别　名	就诊科室
便意频繁，排便习惯改变，下坠感里急后重，大便变细，肠鸣音亢进，脓血便，可有尿频、尿痛、血尿，骶尾部持续疼痛	直肠癌		肛肠外科
疼痛，便秘，出血，火烧样或刀割样疼痛，排便时疼痛，数分钟缓解，滴鲜血，因怕痛不愿排便又引起便秘恶性循环	肛　裂	肛门裂	
瘘外口流出少量脓性、血性、黏液性分泌物，瘘外口有粪便和气体溢出，肛门潮湿，瘙痒，可伴有发热、寒战、乏力	肛　瘘	肛　漏	
排便习惯与粪便性状改变（出现最早），腹痛，腹部肿块，肠梗阻症状（腹痛、腹胀、便秘），贫血，消瘦，乏力，便血	结肠癌		
损伤后有鲜血自尿道口溢出，疼痛，局部血肿，会阴部或阴囊肿胀，排尿困难，尿外渗	尿道损伤		泌尿外科
膀胱内尿液不能排出，胀痛难忍，辗转不安，慢性尿潴留表现为排尿不畅，尿频，有尿不尽感	尿潴留		
多在 50 岁以后，尿频，夜间更为明显，随病情发展，排尿困难，尿流细，增生腺体破裂时，可出现无痛性肉眼血尿	前列腺增生		

续表

典型症状	可能病症	别　名	就诊科室
肾区疼痛，肋脊角叩击痛，肾绞痛，阵发性腰部或上腹部疼痛，剧烈难忍，放射到同侧腹股沟，血尿，恶心呕吐	肾和输尿管结石		泌尿外科
好发于50~70岁男性，间歇无痛肉眼血尿，腰部钝痛，腹部肿块，发热高血压，血沉增快等，可出现转移症状（病理骨折，咳嗽咳血，神经麻痹）	肾细胞癌	肾腺癌，肾癌	
好发于50~70岁男性，血尿(最早出现最常见)，尿频、尿急、尿痛，有时尿液中混有“腐肉”样坏死组织，腰骶部疼痛	膀胱肿瘤		
持续或反复不能达到或维持足够阴茎勃起以完成满意性生活	勃起功能障碍		对于男性性功能障碍，一般可以去挂综合医院的泌尿外科，有些医院还设有男科（不是常规科室，不是每个医院都具有的），性功能障碍的患者还可以去挂男科
在性交时阴茎能勃起，但对射精失去控制能力，阴茎插入阴道前或刚插入即射精	早　泄		泌尿外科

续表

典型症状	可能病症	别　名	就诊科室
夫妇同居一年以上，未采用任何避孕措施，由于男方因素造成女方不孕的	男性不育症		泌尿外科
通过手术结扎输精管	男性节育		
早期乳房出现无痛单发小肿块，与周围分解不清楚，不易被推动，可出现“酒窝征”,“橘皮样”改变，晚期肿瘤破溃可有恶臭和出血	乳腺癌	乳　癌	乳腺外科
常见于中年妇女，乳房胀痛，肿块，周期性，月经前加重，月经后减轻，一侧或双侧乳房内有单个或多个结节，可有触痛，乳头溢液，浆液性或血性，病程长、发展慢	乳腺囊性增生病		
初产妇多见，乳房疼痛，局部红肿发热，寒战高热，脉搏加快，患侧淋巴结肿大、压痛	急性乳腺炎	急性乳房炎，乳痈，产褥期乳腺炎	

皮肤性病科常见疾病

典型症状	可能病症	别　名	就诊科室
在红斑基础上出现粟粒大小丘疹，丘疱疹，常融合成片，边缘不清楚，瘙痒剧烈，搔抓、热水烫洗可加重皮损	湿　疹	湿　疮	皮肤性病科
好发于肋间神经，皮肤自觉灼热灼痛，持续 1~5 天，发疹前有轻度乏力低热，患处先出现潮红斑，很快出现黄豆大小丘疹，呈簇状分布，随后变为水泡，外围绕以红晕，病程一般 2~3 周	带状疱疹	缠腰火丹，缠腰龙，蛇盘疮	
人乳头瘤病毒 HPV 感染引起，黄豆大小皮色丘疹，长在指甲附近称为甲周疣，发生在足底称为跖疣，好发于颜面背部的椭圆形丘疹称为扁平疣，长在生殖器的称为尖锐湿疣	疣	俗称“猴子”“刺猴”	
好发于头面部、颈部、臀部，初期为红色毛囊性丘疹，数天后出现脓疱，周围有红晕，脓疱干涸或破溃后形成黄痂，一般不留瘢痕，疖可出现红肿热痛	毛囊炎	疖	
主要由红色毛癣菌感染，通过接触传染，可出现针尖大小的深在水疱，角质明显增厚，皮肤浸渍发白，表面易剥脱露出潮红糜烂面及渗液，明显瘙痒，继发细菌感染时有臭味	手癣，足癣	脚癣，脚气	

续表

典型症状	可能病症	别　名	就诊科室
起病急，突然自觉皮肤瘙痒，瘙痒部位出现红色风团，数分钟后逐渐消失	荨麻疹	风疹块	皮肤性病科
初起为红色丘疹或斑丘疹，后为界限清楚红色斑块，最上层为银白色鳞屑	银屑病		
好发于15~30岁的青年，面部额部多见，常伴有皮脂溢出，初起为白头粉刺，可挑出白黄色或黑色豆腐渣样物质，加重可形成小脓疱，发展成红色结节或囊肿，破溃后留下瘢痕	痤　疮		
后天发生，青壮年多见，春末夏初加重，皮肤黏膜色素脱失，呈乳白色	白癜风	白癜，白驳风，白斑风，皮肤白斑	
遗传性皮肤病，幼年发病，好发于四肢，以胫前最为明显，皮肤干燥，表面有细碎的糠秕样鳞屑，鳞屑中央固着，周边微翘起，如鱼鳞状	鱼鳞病	蛇皮癣	
青壮年多见，突然出现圆形脱发区，患处皮肤光滑，无炎症，鳞屑和瘢痕，全秃，毛发脱落，毛发稀少	斑　秃	圆形脱发，圆秃，鬼剃头	
好发于老年人，颜面多见，皮损初起为灰白色小结节，质硬，缓慢增大并出现溃疡，绕以珍珠状向内卷曲隆起边缘	基底细胞癌		

续表

典型症状	可能病症	别　名	就诊科室
好发于掌、跖、甲及甲周区，可见纵行黑色条纹，进展快，短期内增大，发生溃疡和转移，恶性	黑素瘤	恶性黑素瘤	皮肤性病科
急性 HIV 感染在接触病毒 1~2 周后，发热、乏力、咽痛、全身不适，上述症状多在 1 个月内消失，之后进入无症状期，平均 8~10 年，随后可出现发热、腹泻、体重下降，全身浅表淋巴结肿大，免疫系统基本瘫痪，所以可出现口腔念珠菌感染，卡氏肺囊肿肺炎，巨细胞病毒感染，隐球菌脑膜炎，卡波西肉瘤等	艾滋病	获得性免疫缺陷综合征	
一期梅毒主要表现为外生殖器的硬下疳（像软骨的硬度）和硬化性淋巴结炎，没有全身症状；二期梅毒会形成菌血症播散至全身，引起梅毒疹，扁平湿疣（肛周，外生殖器多见），脱发等；三期梅毒，一般经过 3~4 年，有梅毒瘤即树胶样梅毒肿	梅　毒	霉疮，广疮，棉花疮，杨梅疮	
潜伏期一般为 3~5 天，男性淋病可有尿频、尿急、尿痛，尿道口红肿，有黄色脓性分泌物，可出现血尿血精，夜间阴茎痛性勃起；女性淋病，患者症状轻微，宫颈分泌物初为黏液性后为脓性	淋　病	淋菌性尿道炎	

续表

典型症状	可能病症	别　名	就诊科室
尿道刺痒，刺痛，烧灼感，尿道分泌物多呈浆液性	非淋菌性尿道炎		皮肤性病科
急性，多发性，疼痛性生殖器溃疡伴腹股沟淋巴结肿大、化脓、破溃	软下疳	软下疳，杜克雷嗜血杆菌感染	
多见于性活跃的青中年，潜伏期为三个月，外生殖器肛周好发，初为淡红色小丘疹，后可呈乳头状，菜花状，鸡冠状疣体，有渗液，浸渍，破溃，尚可合并出血感染	尖锐湿疣		

妇产科常见疾病

典型症状	可能病症	别　名	就诊科室
多无明显症状，在偶然体检中发现，常见症状经量增多、经期延长，下腹包块，白带增多，压迫症状（尿频，尿急，腹胀，便秘）	子宫肌瘤	子宫良性肿瘤，纤维肌瘤，子宫纤维瘤	妇　科
下腹痛，阴道分泌物增多，高热寒战，头痛，食欲缺乏，恶心呕吐，腹胀腹泻，伴有泌尿系感染，可出现尿频、尿急	盆腔炎	盆腔脓肿	
无月经或月经停止，年龄超过13岁从没来过月经称为原发性闭经；正常来过月经后，停经6个月，称为继发性闭经	闭　经		
停经后阴道流血为最常见症状，子宫异常增大变软（子宫大于停经月份），妊娠呕吐，甲状腺功能亢进，腹痛，有子痫前期的征兆	葡萄胎		
在葡萄胎排空，流产或足月产后，有持续的不规则阴道流血，子宫复旧不全或不均匀增大，卵巢黄素化囊肿，假孕症状（HCG升高，乳房增大，乳晕着色），可有肺转移，阴道转移，肝转移	滋养层细胞肿瘤	包括：侵袭性葡萄胎，绒癌	

续表

典型症状	可能病症	别　名	就诊科室
大部分患者无症状，有症状者表现为阴道分泌物增多、黏液脓性，分泌物刺激可引起外阴瘙痒灼热感，经间期出血，性交后出血	子宫颈炎	宫颈炎症	妇　科
疼痛是异位症的主要症状，典型为继发性痛经，进行性加重，不孕，性交不适，月经异常，经量增多，经期延长，若异位的内膜出现在其他部位，可周期性地出现疼痛出血	子宫内膜异位症		
阴道流血，接触性出血，阴道排液（白色，血性，稀薄如水样或米泔状，有腥臭味的液体），晚期可出现尿频，尿急，便秘，下肢肿痛，输尿管梗阻，贫血，恶病质	子宫颈癌		
月经失调（月经稀发或闭经），不孕，雄激素过高（多毛，痤疮、乳晕周围有长毛），肥胖，黑棘皮症（阴唇、腹股沟等皮肤褶皱处出现色素沉着）	多囊卵巢综合征		
多有6~8周停经史，突感一侧下腹部撕裂样疼痛，常伴恶心呕吐，肛门坠胀感，阴道流血，色暗红或深褐，晕厥，休克	异位妊娠	宫外孕	产　科

续表

典型症状	可能病症	别　名	就诊科室
有性生活的妇女停经 10 日以上应高度怀疑妊娠，停经 6 周可出现畏寒、乏力、嗜睡，喜食酸物，尿频，乳房胀痛，阴道黏膜充血呈蓝紫色，可用早孕试纸诊断	早　孕		产　科
妊娠不足 28 周，胎儿体重不足 1000 克而终止者称为流产，表现为停经后引导流血和腹痛	自然流产		产　科
头痛，视力改变，上腹不适，尿蛋白阳性	妊娠高血压		产　科
之前没有糖尿病，妊娠后糖代谢异常的称为妊娠期糖尿病，表现为多饮、多食、多尿，或外阴假丝酵母菌感染反复发作，本次妊娠羊水过多或胎儿过大，高位因素：患者一级亲属患糖尿病，患者本人患多囊卵巢综合征	妊娠期糖尿病		产　科
停经 40 日左右出现早孕反应，逐渐加重，频繁呕吐，不能进食，呕吐物有胆汁或咖啡样物质，面色苍白，皮肤干燥，尿量减少，血压下降	妊娠剧吐		产　科
妊娠晚期无痛性阴道流血，且既往有多次刮宫史，分娩史，子宫手术时孕妇不良生活习惯等，确诊靠 B 超	前置胎盘		产　科

续表

五官科常见疾病

典型症状	可能病症	别　名	就诊科室
潜伏期为 1~3 天，早期鼻内干燥，痒感，喷嚏，继而水样鼻涕，嗅觉减退，闭塞性鼻音，全身不适，倦怠，头痛，发热	急性鼻炎	伤风，感冒	
鼻痒，喷嚏，鼻涕，鼻塞，嗅觉减退	变应性鼻炎	变态反应性鼻炎，过敏性鼻炎	
双侧持续鼻塞并进行性加重，流涕，嗅觉障碍，耳鸣，听力减退，可继发鼻窦炎，面颊部胀痛	鼻息肉		
反复间歇出血或持续性出血，涕中带血或倒吸血涕，将鼻翼捏紧后出血大多可停止	鼻出血	鼻　衄	耳鼻喉颈外科
继发于上呼吸道感染，畏寒发热，食欲减退，鼻塞，脓涕，头痛或局部疼痛（最常见症状），眶上额部痛，颅底钝痛等	急性鼻窦炎	鼻渊，鼻炎	
病程长，咽部异物感，痒感，灼热感，干燥感，微痛，晨起时频繁的刺激性咳嗽伴恶心	慢性咽炎		
剧烈咽痛为主，常放射到耳后，伴有吞咽困难，全身症状有畏寒，高热，头痛，食欲下降	急性扁桃体炎		

续表

典型症状	可能病症	别　名	就诊科室
涕中带血，耳鸣耳闭塞感，听力下降，颈部淋巴结肿大，脑神经症状（偏头疼，面部麻木，复视，上睑下垂，视力下降）	鼻咽癌		耳鼻喉颈外科
长期用声过度，用声不当，出现声嘶，用声时感疲劳，时好时坏，以后逐渐加重以致无法唱歌	声带小结	歌者小结	
常发生于感冒之后，声嘶，咳嗽咳痰，喉痛，鼻塞流涕，畏寒发热	急性喉炎	喉黏膜急性卡他性炎症	
发病迅速，常在几分钟内发生喉喘鸣，声嘶，呼吸困难，甚至窒息	喉水肿		
听力减退，听力下降，自听增强，耳痛，耳鸣，耳闷	分泌性中耳炎	胶耳，中耳炎，渗出性中耳炎，卡他性中耳炎，非化脓性中耳炎	
耳聋，听觉传导通路器质性或功能性变化导致不同程度听力损害	耳　聋	聋，听力障碍，重听	
症状与肿瘤大小有关，听力下降，耳鸣，前庭功能障碍，平衡失调，面部麻木，脑积水，头痛	听神经瘤		

续表

典型症状	可能病症	别　名	就诊科室
可无明显自觉症状，出生后颈部点状或片状发红，边界清楚，压之不褪色，随年龄增长，无明显扩大	颈良性肿瘤	颈毛细血管瘤	耳鼻喉颈外科
颈部肿块，甲状腺结节，肿块逐渐增大，质硬，吞咽时肿块移动度降低	甲状腺癌		可以挂耳鼻喉科，也可以挂乳甲外科（有的医院将甲状腺和乳腺的手术合为一个科）
剧烈头痛，眼痛，畏光，流泪，视力严重减退，可伴有恶心呕吐等全身症状，可出现“雾视”“虹视”	青光眼	绿风内障	眼　科
眼睑红肿热痛，外眼睑炎开始于睫毛根部，红肿范围弥散，有硬结，疼痛剧烈，内眼睑炎局限性充血肿胀，有硬结	眼睑炎	麦粒肿，睑腺炎，针眼	
异物感，烧灼感，痒，畏光流泪，结膜充血水肿	结膜炎		
眼痛，畏光，流泪，眼睑痉挛等眼部刺激症状，可一直持续到炎症消退，伴有不同程度的视力下降	角膜炎		
疼痛畏光流泪，特点是病程长、反复发作，炎症经久不愈	巩膜炎		

续表

典型症状	可能病症	别 名	就诊科室
视力障碍，炫光，晶状体混浊，视野缺损，单眼复视或多视	白内障	老年性白内障，年龄相关性白内障	眼 科
眼前有飘浮物，闪光感，幕样黑影遮挡并逐渐扩大，视力减退	视网膜脱落		
近距离阅读时出现眼酸、头痛等视疲劳症状	屈光不正	远 视	
远距离视物模糊，近距离视力好		近 视	
40~45 岁开始，出现阅读等近距离工作困难，放远才能看清		老 视	
视力急剧下降，可在一两天内视力严重障碍，甚至无光感，1~2 周时视力损害最严重，其后可逐渐恢复，多数患者 1~3 个月视力恢复正常	视神经炎	视盘炎，球后视神经炎	
两眼干涩，异物感，烧灼感，畏光，视物模糊，视疲劳，部分人仅仅形容为眼不适	干 眼	角膜干燥症	
牙体缺损，牙列缺损，牙列缺失，牙周病	牙缺损		修复科[1]

[1] 通俗来讲，这个科室的工作就是补牙，包括全瓷冠、烤瓷冠、金属冠、嵌体、贴面、固定桥、种植义齿等固定义齿修复。

续表

典型症状	可能病症	别　名	就诊科室
龋病，牙髓病，四环素牙，根尖周病，变色牙齿的治疗，牙齿美学修复，牙齿美白，牙体牙髓的疾病	牙齿牙髓病		牙体牙髓科
口腔感染性疾病，口腔溃疡类疾病，口腔过敏性疾病，口腔斑纹类疾病，大疱性疾病，唇舌疾病等；牙龈出血，牙龈肿痛，牙齿松动，咀嚼无力等常见牙周病症状	口腔黏膜病		牙周黏膜科
牙齿生长发育中的各种畸形，包括唇裂、腭裂、颌面部畸形，下颌倾斜，牙槽突裂等	口腔畸形		正畸科
牙齿掉了但不适合补牙的患者	牙缺损		种植科[2]

[2] 种植牙不同于补牙，如果连着掉了好几颗牙就适合做种植牙，因为补牙相当于架桥，也就是说前后有好牙中间缺一个牙的，在前后架好桥找到力的支点把中间带起来；而如果前后没有好牙，中间还缺牙，相当于桥没了支点，所以适合去种植科种牙，种牙相当于打桩，是独立的，不依赖于前后的牙齿。

续表

典型症状	可能病症	别　名	就诊科室
头颈部肿瘤、颌面部缺损、唾液腺疾病、颜面创伤	颜面的疾病		头颈外科或颌面外科[3]

※ 小窍门：看一个医院的耳鼻喉强不强，就看这个医院的科室介绍把耳鼻喉这个科分得有多细，例如同仁医院耳鼻喉很强，就把耳鼻喉一个科分成了耳科、鼻科、喉科、头颈外科四个科室，而一般的三甲医院耳鼻喉头颈外仅仅是一个科。

[3] 头颈外科既可以去口腔医院挂号，也可以去耳鼻喉专科资质很强的医院挂号。笔者意见：除非你知道哪个医院的耳鼻喉非常强，否则先去当地的口腔医院挂号。

其他科常见疾病

典型症状	可能病症	别　名	就诊科室
心境低落为主要表现，常伴有身体不适的症状，自罪自责，自杀言行，求治心不强	抑郁症	忧郁症	精神心理科
表现为对自我的强迫观念，强迫行为表现为反复检查核对	强迫障碍		
出现幻觉，思维障碍（表现为各种妄想，逻辑推理荒谬离奇），情感障碍（迟钝淡漠，终日茫然，可激怒，急躁），意志行为障碍，智力障碍，后期可思维贫乏，低声自语	精神分裂症	可分为偏执型，青春型，单纯型，紧张型	
在无特殊恐惧性处境时，突然感到一种突如其来的恐惧害怕，失控感，心悸，起病急骤，一个月内反复发作	急性焦虑障碍	惊恐障碍	
患者毫无根据地坚信自己患了某种严重的躯体疾病或不治之症，各种详细医学检查验证也不能纠正	思维障碍	疑病障碍是思维障碍的一个子集	
错觉、幻觉（幻听、幻视、幻味、幻嗅、幻触、内脏幻觉）	知觉障碍		
情绪高涨，思维奔逸，活动增多，可伴有夸大行为，妄想，冲动等行为	躁狂症		

续表

典型症状	可能病症	别　名	就诊科室
嗜睡，昏睡，昏迷，谵妄状态（意识清晰度降低的同时出现大量错觉幻觉，例如猛兽、毒蛇），梦样状态	意识障碍	神志障碍	精神心理科
逆行性遗忘（遗忘发病之前的事），顺行性遗忘（遗忘发病之后的事），界限性遗忘（忘掉特定时间段的事），进行性遗忘，虚构，错构	记忆障碍		
各种急腹症、重症，威胁到生命的疾病（心梗，创伤，急性呼吸窘迫综合征、宫外孕破裂出血等直接去急诊），食物、药物、农药中毒等			急诊科（先去急诊救命，后听大夫分诊）

※ 男科：此处关于男性性功能的病在泌尿外科里一并说了，很少有医院有男科，连协和医院都没有，如若患有这些病也可以去泌尿外科看。

儿科：在综合性的三甲医院，一般儿科设置得比较综合，没有细分，所以只要年龄合适，是儿童都可以挂儿科。如果是去类似于儿童医院等的专科医院，那里的设置会分得很细，那么挂内科还是外科，哪个内科哪个外科，与成人挂号道理一样。

肿瘤科：一般来说，很少有人得癌症先挂肿瘤科，一般的思路是：肿瘤长得比较聚集的先挂外科，看能不能手术，尽量手术切除；肿瘤长得比较分散（比如白血病和淋巴瘤），先去血液科治疗。而对于外科来说，有些情况下是无法做手术的（比如患者体质太弱耐受不了手术，癌症是多发的无法手术，或是手术要切除的肿瘤太大等），这样的患者会先接受肿瘤内科的化疗让肿瘤缩小，等待机会做手术或是直接接受化疗、放疗方案治疗疾病，所以这样的患者才会选择挂肿瘤科。

小结

看了这么多症状或科室，可能会看花了眼还是不知道怎么挂号，其实只需回到本书最初的两节，从宏观的方向上判断：功能和位置。

例如：消化系统主要就是管“怎么把饭变成了屎”，这是它的功能层面，它的位置层面就是它的空间分布从食管一直到肛门。所以，如果一个人总是呕血或呕饭，这说明从饭到屎这个过程坏了，所以，先怀疑消化系统，挂消化内科。更进一步，如果你还想对此有个预判，就要根据疼的部位和图谱中脏器位置一一对应，基本上就能确定是消化系统里的哪个部件坏了，最后，如果还想更确定一下，就和上述表格里的常见疾病所展示的症状对应一下，不一定每条都对上，但对应一半以上基本上就能确定是这个病了，真正能确定是不是这个疾病，还需要等到了医院之后做相关检查才能最终确诊。

每一个疾病其实都是这么诊断的，大夫们根据你的表现也是在猜可能是什么病，然后开相关的化验单去验证自己的想法，如果化验单的结果跟自己当初预估的一致，说明有证据支持自己的判断，诊断成立；如果化验结果与自己的预估不一致，可能是疑难杂症表现花样、化验结果假阴性等，还需进一步检查。

所以，我们下次生病了，可以先问问自己，我的哪个功能出现了问题？它的位置在哪里？再对照着本书的图谱，就可以确定要去的科室了。

当然，疾病也分好判断和不好判断的，笔者在此给大家区分一下，以便能熟练运用上述思路。

①比较好判断功能和位置的科室：五官科、消化内科、呼吸内科、心内科、骨科、妇科、皮肤科、普外科、胸外科。

②最好判断的科室：急诊科（任何威胁到生命的急性病，别再管它属于什么科，先去急诊救命）。

比如：急性的张力性气胸会出现极度的呼吸困难，直接去急诊。 急性的心梗已出现休克，就别再去心内科，先送去急诊。

③对于患者来说比较难判断的科室，是一些慢性又遍及全身的病，比如风湿科和血液科。因为，它们对于我们来说，似乎看不见摸不着，有些虚无缥缈。

诚然，像呼吸、消化这样的系统，这种固定的生产线会让它们的成员办公地点集中：呼吸就待在肺里或消化就待在消化道里，这样我们会很好判断位置。

而血液和风湿这样的系统，它们的工作原理是把一些细胞和因子通过血液循环，派发到全身各处，所以，全身各处基本上都会有表现，表现得比较花样。

以下用血液系统来详细说明：还是同样的挂号思路，先问自己功能和位置。

例如：血液系统，宏观的方向 = 功能 + 位置。

血液系统宏观的功能就是造各种血细胞（红细胞、白细胞、血小板），所以，一旦一个人的红细胞、白细胞、血小板都降低，那么要首先怀疑血液疾病，红细胞少了这个人会贫血、乏力、呼吸困难，白细胞少了这个人非常容易发生感染，血小板少了这个人容易出血，轻微碰撞就会有瘀斑。

再看位置：造血的老巢（发源地）在骨髓，造血以后，派发的位置在全身各处，比如由于岗位职责不同，红细胞是运氧工就在血管里转，白细胞是保安就在循环系统和外周皮下站岗放哨，血小板也主要在血管里转，所以，当这三种细胞减少了，心脏会代偿性地加快收缩以泵出足够的血给大脑用，因此心率会加快，劲儿也会足。

综上，如果一个人容易感染（比如容易得肺炎），皮肤经常出现瘀斑，还贫血乏力、心率加快，要先去挂血液科，而不是哪块出现瘀斑就去挂管这个部位的科室。

就诊全流程

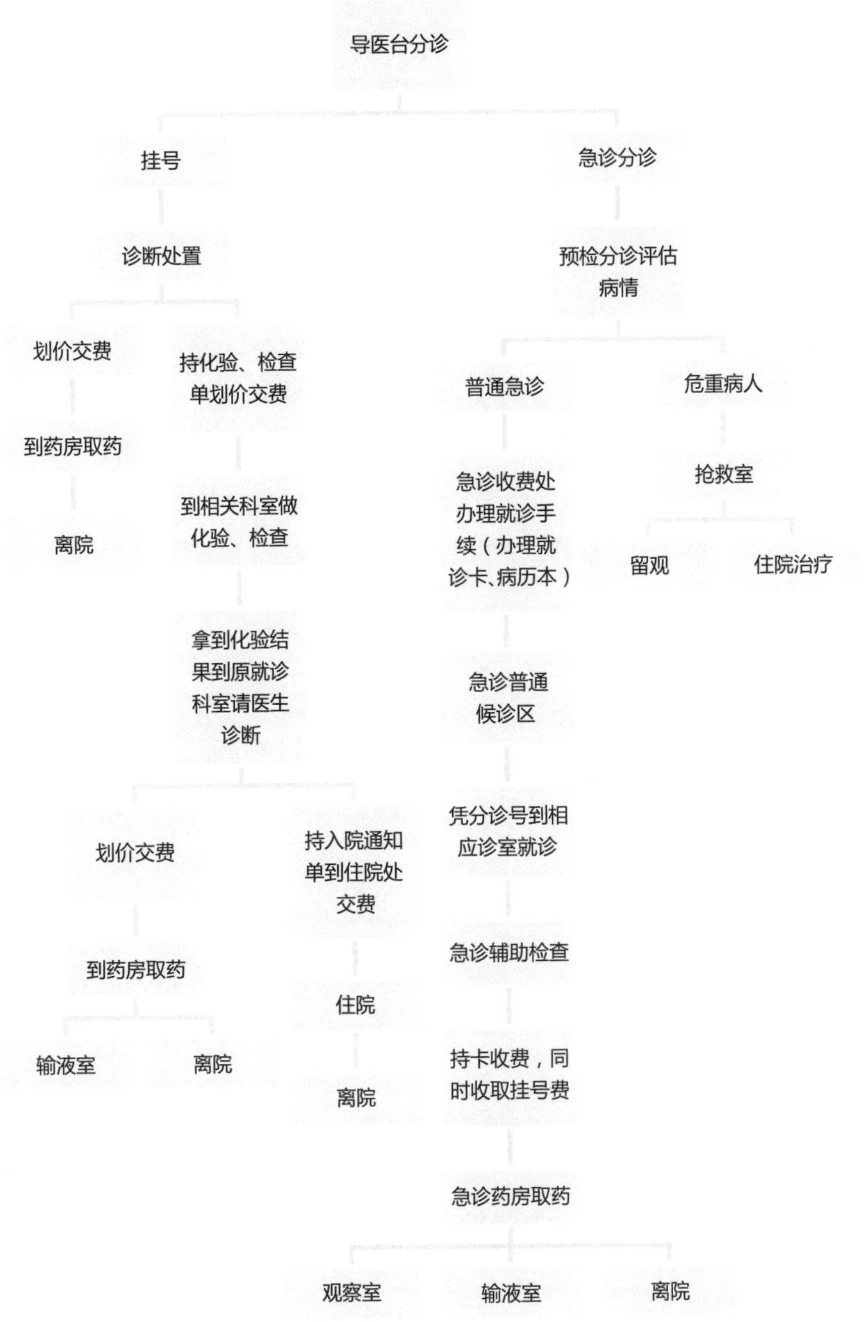

导医台分诊

挂号 | 急诊分诊

诊断处置 | 预检分诊评估病情

划价交费

到药房取药

离院

持化验、检查单划价交费

到相关科室做化验、检查

拿到化验结果到原就诊科室请医生诊断

划价交费

到药房取药

输液室 | 离院

持入院通知单到住院处交费

住院

离院

普通急诊 | 危重病人

急诊收费处办理就诊手续（办理就诊卡、病历本）

抢救室

留观 | 住院治疗

急诊普通候诊区

凭分诊号到相应诊室就诊

急诊辅助检查

持卡收费，同时收取挂号费

急诊药房取药

观察室 | 输液室 | 离院

预约挂号全流程

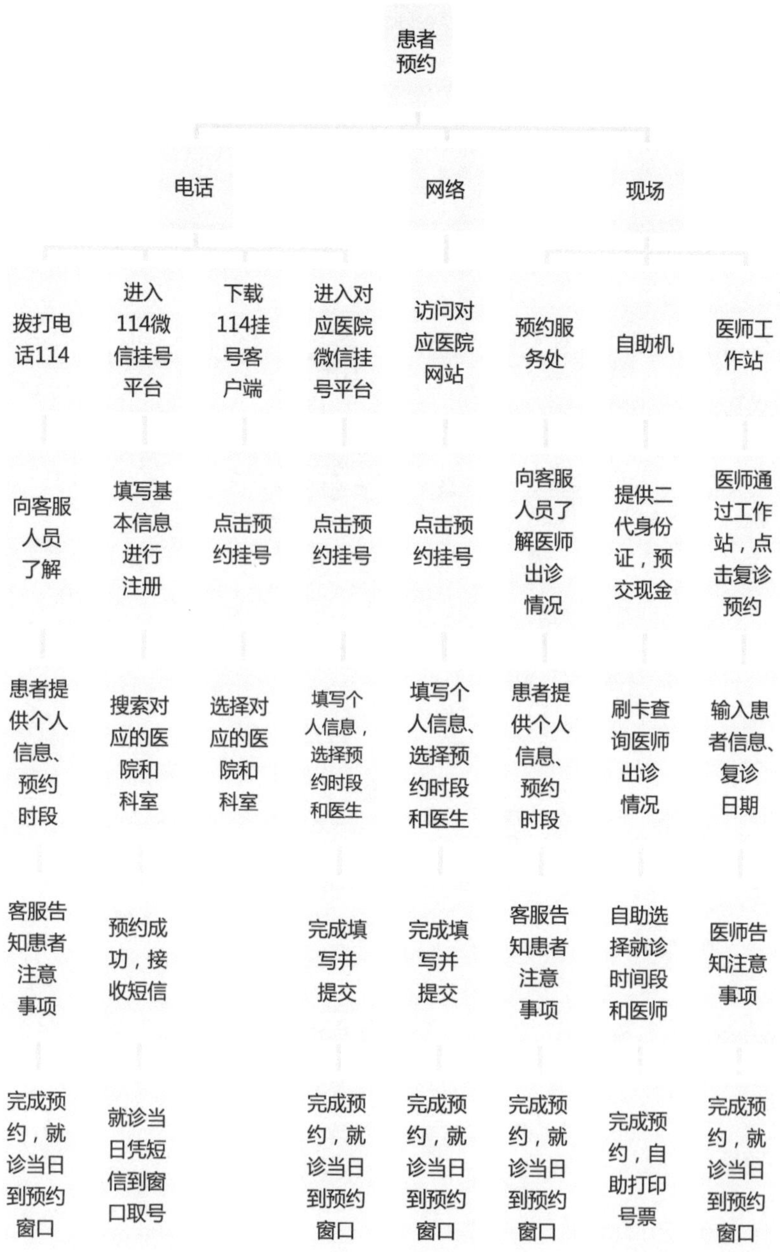
患者预约
电话
网络
现场
拨打电话114
进入114微信挂号平台
下载114挂号客户端
进入对应医院微信挂号平台
访问对应医院网站
预约服务处
自助机
医师工作站
向客服人员了解
填写基本信息进行注册
点击预约挂号
点击预约挂号
点击预约挂号
向客服人员了解医师出诊情况
提供二代身份证，预交现金
医师通过工作站，点击复诊预约
患者提供个人信息、预约时段
搜索对应的医院和科室
选择对应的医院和科室
填写个人信息，选择预约时段和医生
填写个人信息、选择预约时段和医生
患者提供个人信息、预约时段
刷卡查询医师出诊情况
输入患者信息、复诊日期
客服告知患者注意事项
预约成功，接收短信
完成填写并提交
完成填写并提交
客服告知患者注意事项
自助选择就诊时间段和医师
医师告知注意事项
完成预约，就诊当日到预约窗口
就诊当日凭短信到窗口取号
完成预约，就诊当日到预约窗口
完成预约，就诊当日到预约窗口
完成预约，就诊当日到预约窗口
完成预约，自助打印号票
完成预约，就诊当日到预约窗口

注：

电话三种挂号方式可以指定医生级别：主任医师、副主任医师或者普通号，但不能指定具体医生姓名，当日取号的时候才能得知。

网络挂号和手机客户端号源是相同的，但和114电话挂号号源不同。当网络没有号的时候手机客户端也没有了，但114电话挂号还可能有号。

每个医院放号时间不同，在挂号前要了解你挂号的医院什么时间放号，可以在网络挂号页面查询。

具体流程特定要求请参照各大医院官网信息。

入院流程

医生开入院证

↓

参保病人备好身份证、医保卡

↓

交入院预交金或刷医保卡

↓

到入院窗口办理住院手续

↓

持入院手续到病房护士站递交入院手续

↓

签署入院告知、离院告知等相关文书

↓

主管医生安排相关检查和治疗

出院流程

医生开具出院总结、诊断证明

↓

凭押金凭证到收费处结账

↓

保存好各种收费单据

↓

在出院总结和诊断证明书上加盖公章

↓

将收费报告单交还主班护士

↓

主班护士交给病人出院带药

↓

复印病历并盖章

↓

整理个人物品出院

↓

主管医生电话随访

人体结构图

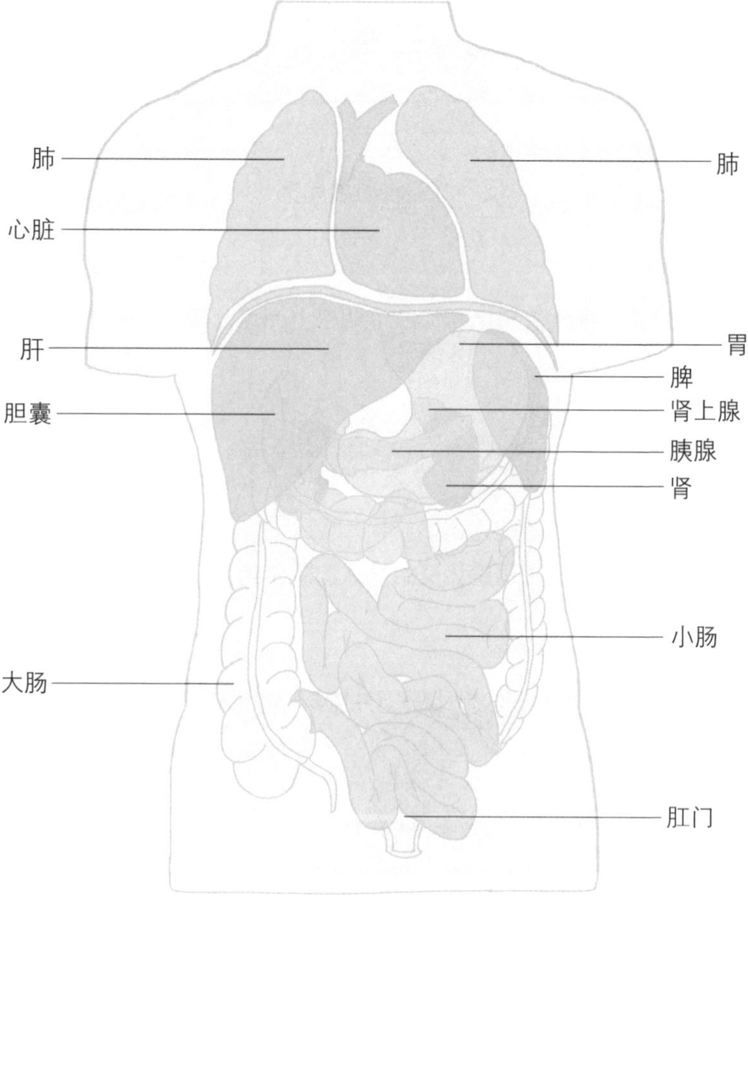

肺
心脏
肝
胆囊
大肠
肺
胃
脾
肾上腺
胰腺
肾
小肠
肛门

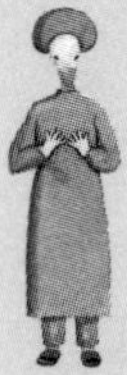